PCRとコロナと刷り込み

人の頭を支配するしくみ

徳島大学名誉教授 大橋眞
医師 細川博司

ヒカルランド

大橋　今回の新型コロナも、新型コロナの病原体、ウイルスがどこまで実証されているのか、そこにどうしても関心がいくわけですね。

これを調べていっても、明確に新型コロナウイルスの存在を示す論文は存在しないということがわかりました。

大橋　新型コロナウイルスが、あると思っている人が非常に多い。これもないという証明は事実上不可能です。あると証明されているものがないんだというふうにしか、科学的には言えない。これが現実なんです。これだけ話題になっているウイルスが、いまだにあるという証明ができないとするならば、やはりこれはあるとは言えないのではないか。こういうふうに言いたいわけです。

細川　そのないものに対するワクチンまで開発したと称しまして、２月下旬から日本でもやりますでしょう。ワクチンはまだですかと庶民が言っている。ワクチンっていいものなんだとなる。私はお金を出すから、打ってちょうだいという流れをつくっているメディア。マスゴミメディア、本当にひどいと思いますよ。

大橋　ワクチンは、病原体があって、
それの伝搬を防止するために
つくるものです。
病原体が確認されないのに、
ワクチンということはあり得
ないんです。
今まででですと、病原体を分離
して、それをもとにワクチン
をつくっていましたから、病
原体がないということは考え
られない。

細川　恐ろしいですね。大東亜戦争のときの日本の末期の状態。医療関係者はもう大変な状況になっていますよと。大騒ぎしているのは指定感染症の本当に一部のベッドのところだけです。あとはガラガラです。開業医の皆さんは、立ち止まって考えて声を上げなかったら、首が絞まりますよ。

まえがき

WHOによるパンデミック宣言から1年余りという短期間でワクチンが特例承認され、実際に広範囲に使われるという異例の展開となっている新型コロナウイルス感染症の正体は一体何なのか。テレビなどのマスコミで報道される内容には、一つの方向性に視聴者を誘導しようとする意図が見え隠れする。国民の大多数にワクチンを受けさせる方向に持っていくために、実態のよくわからない感染症が存在しているような社会が作り上げられたのではないかという声が聞かれるが、テレビの報道の声にかき消され、社会の中では少数派にとどまっている。新型コロナは本当に恐ろしい感染症なのだろうか。

人間は、一旦恐ろしいと感じると、その問題の原因に立ち返って考え直すことが難しいという特色があるようだ。マスク社会は、これを構成する人間の思考パターンのバロメータとしての機能を果たしている。同調的な圧力により、これに疑問を感じる人の動きを封じ込めるための道具としての役割も果たしているのではないだろうか。そして、ワクチンの登場を待ち望むように心を仕向けていく、このようなマスクの使い方は、まさにマスク革命というべきだろうか。ＰＣＲも組み換え遺伝子の使用についても、これまでとは異なった使い方であり、既存の知識では対応が難しいのではないだろうか。それぞれの問題点を考えてみると、明らかに間違っている場合でも、いくつかの問題点の組み合わせにより、間違いの焦点が絞りにくくなり、一体何が問題なのかがわからなくなってしまうという現象が起こっている。人間社会の問題点を非常によく研究した成果なのかもしれない。

この対談は、コロナ騒動を中心として西洋医療の抱える問題点を明らかにするために、組み合わされ隠された諸問題を少しずつ解きほぐして、今後の解決策を考えるための手がかりを得ることを目的として企画された。対話は、古代ギリシア時代から伝わる学びの有効な手段である。この小著をきっかけとして、多くの人の対話の中から学びが広がり、コロナ騒動の解決の糸口になることを期待している。

大橋　眞

目次

Part 1

新型コロナウイルスがあるという証明ができていない!?

Part 5

ガンのコントロールと新型コロナのコントロールにおけるマスコミの役割

Part 6
マスコミはここまで人の頭を支配する道具になった!?

Part 7
「謎の遺伝子」を国民全員に打つということ!?

カバーデザイン　櫻井浩（⑥Design）
校正　麦秋アートセンター
本文仮名書体　文麗仮名（キャップス）

Part 1

新型コロナウイルスがあるという証明ができていない!?

Chapter 1
がんについても存在証明はされていない!?

細川（博司）　今日は僕の大好きな、尊敬する大橋先生を久留米にお招きして、本当に来ていただいて、感謝感謝でございます。

大橋（眞）　細川先生のお名前はずっと前から存じ上げておりまして、いつかお会いしてお話ししたいなと思っておりました。ちょうど今日はいい機会をいただきまして、本当にありがとうございます。

――どうしてこのタイミングで久留米にというか、細川先生に会いに来てくださろうと思われたのでしょうか。

大橋　ある方から細川先生を紹介いただいて、たまたまそういうふうに縁があったということです。

いろいろな人と出会うきっかけをいただきまして、ありがたいことだと思っております。

細川　直接会える、こんなうれしいことはないです。

こちらから突撃取材しなければいけなかった矢先のこの時期に、こんなことがあるんですね。

大橋　私は細川先生の動画で一番興味があったのは、がんの話をたくさんされていて、奥さんもがんで亡くされたということですね。

私もがんについて、何となくボヤッとしたイメージで取り組んでいたのですが、何年か前に、私の友人のお医者さんが私の大学に遊びに来られて、せっかくだから授業でしゃべってほしいとお願いしたら、その先生が授業の中で、「がんというのは、本当はないんですよ」とお話しされたんです。

おかしなことを言うな、これは困ったなと、正直、私は思いました。

細川　大学生の前で、いきなりそれをやられたらね。

大橋　いきなりその話をされて、エーッ、どうしましょうかという話になったんですけど、もう一回がんというものを基本的に調べ直してみようということで、私はいろいろ文献を当たりました。

がんの定義がどうなっているのか、その定義を満たすがん細胞というものがどこまで研究されているのか、いろいろ調べてみたわけです。

がん細胞の定義というのは、無限増殖性と転移性、この二つある。

この辺の定義までは、それまでに何となく勉強していたのですが、その定義を満たす論文がどれくらいあるかを調べていったわけです。

転移性は非常に難しいということは最初からわかっていたんです。

無限増殖性に関しては、何となく当たり前だと私は思っていたんですね。

現にアメリカのATCCという組織から、がん細胞株というのが市販されていて、日本でも手に入れることができます。

これがあるから、何となく細胞の無限増殖性というのは当たり前だと思っていた。

ところが、実際の臨床の切除標本から無限増殖性の細胞を取るのは非常に難しい。

調べた範囲では、ほとんど成功例がないんですよね。

細胞というのは、そんなに勝手に増殖するものではないということで、これはひょっとしたら私の勘違いかなと思いました。

ある大学の委員会で、このことがちょっと話題になりまして、ATCCの細胞株はみんなウイルスにかかっているので、この細胞を扱うには細心の注意をしないと危ないよという話が出て、みんなああそうなのかと。

そのあたりの真意はわからないのですが、がん細胞が無限に増殖するということを私たちはずっと信じていましたが、これを科学的に証明するのは結構大変なことというか、実証実験がどこまで進んでいるかは非常に問題かなと思いました。

少なくとも明確にがん細胞として認知される、いわゆる天然のがん細胞といいましょうか、あまり加工していないものに関して言うと、私の知る範囲ではないのではないかということになりました。

Chapter 2
がんの問題と新型コロナ騒動は似ている

大橋　私のもともとの専門は病原体のことをやっていましたので、すぐに病原体という一番の大もとが、どこまで研究されているかに関心がいくわけです。

今回の新型コロナも、新型コロナの病原体、ウイルスがどこまで実証されているのか、そこにどうしても関心がいくわけですね。

これを調べていっても、明確に新型コロナウイルスの存在を示す論文は存在しないということがわかりました。

これは同じような背景があるんだろうなということがわかってきまし

た。

いかにして問題の核心を突くかは、もとになるものが本当にどこまで証明されるのかということです。

がん細胞の話で言いますと、少なくとも私たちは、勝手に増殖する細胞がたまたまできて、それが体中をむしばんでいくというイメージで、だからそれと戦わなければいけないというような、戦いのイメージをつくっちゃっているんです。

これはどうしたことかなと思い出してみますと、私たちは子どものころから、がんというのは怖いものであると。これはテレビの影響もあるかと思いますが、映画かなという気がします。

私が小さいころの思い出で言いますと、「愛と死をみつめて」という映画がありました。

細川　「マコとミコ」というやつですね。

大橋　印象がすごく強かったなという気がしますすね。

コラム１．

がん細胞の定義

これまで、がん細胞の定義に関しては、次の２つの要因があるとされてきた。

１．細胞の無限増殖性

２．細胞の転移性

がん細胞は、これら２つを満たすものという概念が、一般的に受け入れられている。

しかし、実際にはこの２つの要因を満たす「がん細胞」というものの存在を証明する論文は存在しない。特に細胞の転移性に関する研究は、ほとんど進んでいない。細胞の無限増殖性に関しても、臨床検体からの証明は行われていない。

そのために、従来のがん細胞の定義に変わって、がん幹細胞説が提唱されている。米国などにおけるがん治療法の変化は、がん細胞の概念を変更せざるを得なくなったために、治療法も変更された結果ではないかと考えられる。

それから「白い巨塔」、「生きる」という映画もありました。

いずれもがんをテーマとして扱っています。そういう映画の中で、私たちのがんに対するイメージがつくられて、早期発見、早期治療は疑う必要のないことで、絶対的なものというような頭がつくられたわけです。

細川　戦後76年、この刷り込みはすごいものですよ。

大橋　がんの大もとということをたどっていきますと、先生も動画の中で以前語られたと思いますが、ウィルヒョウですよね。

ドイツのウィルヒョウはすごい権威のある人で、あの時代のほかのお医者さんたちはウィルヒョウが言うことを絶対視した。

細川　無限増殖説を絶対視しましたね。

大橋　転移も、偉い先生が言われるから、転移というものがあるんだと。例えば、Aという主病変があって、ちょっとサテライトがあったとしますと、AからBにうつったという解釈をします。

でも、もう一つの解釈としては、主病変があっても、サテライトのほうが別にできてきたという考え方もできます。

でも、その二つの考え方のなかで、実際に疑いもなく採用されているのは、AからBにうつったという解釈でしょう。

今の新型コロナも、よく似ているんです。

今回の新型コロナは、PCR検査で診断しています。ドイツのドロステンという方がPCR法の開発をされたわけですが、「The New England Journal of Medicine」に掲載された彼の論文の中に、無症状の人からでも感染するとあります。

中国からやってきたAというビジネスウーマンが、ある会社のミーティングに参加された。そのときに無症状期のAがBと接触した。後にPCR検査をしたら、両者とも陽性であった。

これはAの人からBの人にうつったというふうにドロステンは解釈して、論文のタイトルからして、無症状期の人が感染源になるということを言ってしまったわけです。

コラム２

「切る」、「焼く」、「盛る」のがんの３大療法

日本のがん治療の主流である「がんの３大療法」は、仮説に過ぎないがん細胞の無限増殖性と転移性という性質に対抗する手段という位置づけである。仮説を裏付ける実証実験が成立しない状態であるにもかかわらず、実際の治療は仮説が真であることを前提としているという矛盾を抱えている。医療技術の進歩にもかかわらず、がんによる死者が減らないという現実は、がん細胞の定義が、実証実験の成立しない一つの仮説に過ぎないにもかかわらず、これを真であるという前提に置き、見直すことをしない現実を反映しているのではないだろうか。

これに類する論文が台湾とか香港で出ていますが、いずれも論拠は同じです。Aという人に出て、Bという人に出たら、これはうつったんだという話なんですね。

うつったという証拠がどこまであるんだということに関しては、がんの転移の話とよく似ているんです。

うつったかどうかわからないけど、Aに主な病変があって、Bのほうにも出ていたら、これはうつったんだというような論拠とよく似ているので、根は同じなのではないか。

もともとのがん細胞というものがあるのかないのかという話も、正常細胞ががん細胞になるというウィルヒョウの法則を唱えてから、もう150年たっているんですよね。

無限増殖する細胞が簡単には取れないことがわかっているにもかかわらず、いまだに信じ込んでいる。

今回の新型コロナウイルスも、あると思っている人が非常に多い。

コラム3

がん幹細胞説

　がん細胞も、通常の細胞と同様に幹細胞から分化・増殖して出来た細胞であるという仮説である。がん幹細胞は、通常の上皮細胞の幹細胞からがん細胞への分化が起こった幹細胞という位置づけになる。この考え方によると、無限増殖という性質を持ったがん細胞が存在するのではなく、無限性を担保するのは幹細胞とその微小環境であるという考え方になる。がん幹細胞の存在証明も、微小環境との関係で行わなければいけないので、実際にはかなり困難な道のりになるだろう。転移に関しては、がん幹細胞と微小環境の連鎖的な移動という考え方がある。しかしながら、この考え方においても、がん細胞における染色体異常などの多様性を説明するのは無理があるだろう。

これもないという証明は事実上不可能です。あると証明されているものがないんだというふうにしか、科学的には言えない。これが現実なんです。

これだけ話題になっているウイルスが、いまだにあるという証明ができないとするならば、やはりこれはあるとは言えないのではないか。こういうふうに言いたいわけです。

私はないと言いたいんだけど、それは言えないので、あるということは言えないんですよと言っているわけです。

RNAウイルスですから、どんどん変異をしていく。そうしますと、発生してからもう1年以上たつということになっていますから、オリジナルのものはもうないであろうということに理屈の上ではなるわけです。

では今、何を私たちは恐れているのでしょうか。

もう既にオリジナルのものを見つけることは不可能だし、オリジナルのものがあったという証拠もない。

だとすると、一体私たちは何に怯《おび》えているんですか。実際には、証明もされてないものに怯えている。

UFOを恐れているとか、お化けを恐れているとかに似ているわけです。

あるものが証明できてないものは、さほど恐れることはない。そういうことが問題になってから、また考えたらいいことです。

あるかもしれないというのは、世の中に幾らでもあるわけです。それを考え出したら妄想の世界です。

今は精神的な問題が大きくて、皆さん妄想が広がり過ぎている。あるかもしれないというので、皆さんマスクをして、3密を避けろとか、自粛をしろとか、そんなことになっているような気がするんです。

ちょっと冷静になって物事を振り返ってみますと、実は頭の中で今、どんどん妄想が膨らんでいく。

そういう過程を一回クールダウンして、この騒動が始まる前のところに巻き戻さないといけないんじゃないでしょうか。

Chapter 3　メディアによるあおり報道・偏向報道

細川　そのとおりです。メディアは、もう前には戻らないんだ。ビフォー・アフターを考えるな。アフターコロナ、新しい生活様式をつくり、合わせていくべきなんだ。

それが世の中の経済を回すことになる。

2メートル離れなさい。家で仕事しなさい。人と話してはいけません、食べてはいけません。食べるときは、こうやってマスクを片耳外して、またかけて、食べるんですと、専門家のトップが言うんですから、恐るべき状況ですよ。

そのないものに対するワクチンまで開発したと称しまして、2月下旬から日本でもやりますでしょう。ワクチンはまだですかと庶民が言っている。

医療関係者、介護関係者、一生懸命やっている人、そして持病を持っているお年寄りから優先的にワクチンを打ちますので、ほかの人は待ってください。

こういう言い方をすると、ワクチンっていいものなんだとなる。私はお金を出すから、打ってちょうだいという流れをつくっているメディア。マスゴミメディア、本当にひどいと思いますよ。

大橋　ワクチンは、病原体があって、それの伝播を防止するためにつくるものです。

病原体が確認されないのに、ワクチンということはあり得ないんです。今までですと、病原体を分離して、それをもとにワクチンをつくっていましたから、病原体がないということは考えられない。普通はそういうことですよね。

今回は、病原体を確認することもなく、PCRという方法で何らかの遺伝子を拾っているんでしょうけれど、それが病原体であるということも証明されていないし、ウイルスであることすら証明されていない。

そんな中で、何かの遺伝子にすぎないPCR検査の結果をもとに、ワクチンと言っている。

謎の組み換え遺伝子と私は言っていますけど、これを注射しようというのは、一体どういうことなんだろうか。

特にPCR検査は、ウイルスのゲノムは3万塩基あるんですが、これのお尻の部分の100塩基ほどしか見ていないわけです。

細川　約3万分の100ですよね。

大橋　一応そういう遺伝子同定をしたという中国のグループの論文をもとにして言っている話であって、ここの短い遺伝子の断片がPCRで見つかったからといって、大騒ぎをしているわけです。

果たしてもとの論文は、本当に正しいのでしょうか。

コラム４

新型コロナとがん

病原体としてのウイルスとがん細胞は、その存在を証明することによって、適切な対策を考えることができる。もし、病原体を正確に捉えていなければ、適切な対応策を取ることができないばかりでなく、問題を放置してしまうことになる。したがって、病原体の実態を正確に捉えているのかについては、常に細心の注意が必要となる。もし、病原体について、これまでの通説に対する疑問が出た場合には、躊躇なくその対策や治療法の速やかな見直しをすることが必要となる。しかし、これまでの権威を否定することにつながりかねないので、通説の見直しは簡単ではない。権威主義的な医療から、どのようにして脱却できるのかが大きな課題である。

これもきちんと確認しないといけませんね。騒ぐほどのものなのかどうかを、きちんと検証しなければいけない。

この検証が今できておりません。国内でも検証できてない。海外でも検証できてない。

海外で大騒ぎしているからといって、日本もつき合う必要は必ずしもないわけです。

私たちは独自にそれを調べて、これは騒ぐものではないということがわかれば、国民にマスクをさせたり、自粛させたり、3密を避けるとか、そういうことをしなくても済む話です。

経済対策にしても、そういうものがなければ、何の意味もなかったわけです。

ですから、まずやるべきことは、本当にPCR検査が病原性ウイルスを確認しているのか、検出しているのか。基本的にそこに立ち返って、検討しなければいけない。

これはそんなにお金がかかることでもありません。ごく普通の大学の研究室で、ごく普通の予算の範囲でできることです。

細川　今、直ちにできることです。

大橋　ある意味、1日でできます。

ＰＣＲの装置は、どこの大学でも、医学部でしたら何十台、何百台とあります。

学生でもできるレベルの確認作業です。それをしていない。

細川　それをさせない雰囲気がありますね。

大橋　テレビがどんどん前倒しであおるものですから、その報道に相反するような結果が出ても、それを話すところがない。

うっかりそれを話しますと、えらいバッシングが来ます。ここに問題があるわけです。

大学すら、いろいろ言われてしまう。大学がバッシングに遭うから、それは困るよという話になってしまう。

コラム5

病気が移るということ

病気の原因となっている病原体が、他の場所に移り、新しい場所で増殖をするという考え方である。他の場所に移るという過程と、新しい場所での増殖能力が必要になる。

新型コロナでは、問題としているウイルスが実際に排出されているのか、あるいは空気中に飛散しているのかを明らかにすることが他の場所に移る可能性を示すことになる。別の人に病原体が侵入して、増殖した病原体を確認するには、移る前の病原体との同一性確認が必要になる。実際にはどちらも確認されていない。

がんにおいても、転移という現象を病原体のレベルで実際の移動を捉えることはできていない。移動したとする細胞群と、もとの細胞群との同一性を確認するには、遺伝子レベルでの変異の同一性や、細胞の増殖性を確認する必要があるが、実際にはどちらも確認されていない

どちらも、病原体というレベルで考え直す必要のある問題であろう。

細川　恐ろしいですね。大東亜戦争のときの日本の末期の状態。日本軍は勝っている、勝っている、行くしかないんだ。立ち止まって考えるということを、雰囲気がさせませんでした。

モンペをはきなさい！　化粧しちゃダメです！　パーマなんかとんでもない！　顔に墨を塗りなさい！

日本軍は勝っている、勝っている、勝っていると言って洗脳しました。当時はラジオ、新聞でした。

テレビはありませんから。そして、「兵隊さんに感謝をしなければいけません。今、南方の兵隊さんたちは」と言って、そういう雰囲気だった。

医療関係者はもう大変な状況になっていますよと。大騒ぎしているのは指定感染症の本当に一部のベッドのところだけです。あとはガラガラです。

開業医の皆さんは、立ち止まって考えて声を上げなかったら、首が絞まりますよ。

Chapter 4
米大統領選とコロナが全部リンクしている!?

大橋　あおり報道で、今回医療崩壊の問題が非常に言われていますけども、もう一つは大統領選挙の話ですね。
細川　バイデンを当選させましょう運動の一環になっている。
大橋　非常にわかりやすい形で、あおり報道ではないけれど、フェイクな報道ですね。
　例えば、バイデンさんを多少批判すると、テレビの放送から降ろされるというようなことがあります。
細川　これは全部リンクしています。
大橋　そうしますと、今世界がどこに向かっているんだろうかということが、ある意味、非常にわかりやすくなった。

細川　キナ臭いですね。

大橋　コロナだけだと、もう一つわかりにくかったと思うんですけど、テレビの偏向報道が非常によく似たパターンで、繰り返し繰り返し毎日流される。

細川　出てくる専門家と称する解説者、臨床を診ているクリニックの医師、総合病院の医師、メンツがみんな同じです。

　同じ人を繰り返し繰り返し、どこのテレビ局も出してくるわけです。だけど、臨床の我々一般の最前線にいる開業医の3分の2は、これはおかしいとわかっています。そんなバカなと思っていると思います。

　先生がおっしゃった、存在すらいいかげん、定義もいいかげん、検査法、診断法もでたらめ、いかさま八百長検査。

　そして生活レベル、様式を、がっちりコロナ感染症対策シフトにしてしまいました。

細川　倒産、雇い止め、自主廃業は、東京商工リサーチの発表の100倍あります。

倒産のきちんとした数字というのは、定義が不渡手形を出したところと決めてあるんですね。だから小さい企業は100倍死んでます。

倒産、雇い止め、自主廃業は、東京商工リサーチの発表の100倍あります。

倒産のきちんとした数字というのは、定義が不渡手形を出したところと決めてあるんですね。だから小さい企業は100倍死んでます。

大企業も、電通が本社ビルを手放さなければならないぐらいお金に困っている。

それはそうでしょうね。東京オリンピックをやるやる詐欺をいまだに森喜朗氏とかほかの人たちがやっていますけど、7000億円でやると言ったのが、3兆2000億円ですよ。

大成とか大林は取った後ですから、やってもらわないと電通が困るんです。

やれないということがほぼわかっていますから、当然、電通は終わってくるわけですね。

テレビ、放送、ラジオ、全部電通が請負、大元締めですから、スポン

細川　大企業も、電通が本社ビルを手放さなければならないぐらいお金に困っている。

　東京オリンピックをやるやる詐欺をいまだにやっていますけど、テレビ、放送、ラジオ、全部電通が請負、大元締めですから、スポンサーに引きますよと言われたら困っちゃう。

「そう言わないでください」、「じゃ、新型コロナをもっと出せ、もっと騒げ」となるわけです。

サーに引きますよと言われたら困っちゃう。

「そう言わないでください」、「じゃ、新型コロナをもっと出せ、もっと騒げ」となるわけです。

Part 2

コロナ禍の「医療の中心部」に物申す!

Chapter 1

細川博司医師（循環器カテーテル）の経歴

大橋（眞）　新型コロナの騒動に関して、多くの方が不安を感じていらっしゃるので、そもそも私たちは医療をどのように考えていったらいいのか。

今回の騒動で見えてきたもの、さらに西洋医療の問題点も明らかになってきた面があると思うので、そういうものを考えながら、これからどうしていったらいいのかについて、考えるきっかけになればいいかなと思っています。

細川先生がこの診療所を立ち上げられた経緯から、今の医療に対してどのような考えをお持ちであるか。

今の新型コロナをどのように見ておられるかを最初にお伺いしたいと

思います。

細川（博司）　私のこれまでの経歴は、大分医大を出て、医師免許を取得した後は、循環器内科の分野に興味を持ちましたので、小倉に行って、心臓カテーテルという手法の研修をしたわけです。

心筋梗塞になったとき、胸を開けてバイパス手術をする。あるいは内科的には何ができるかというと、ジゴキシンという強心配糖体のさじかげんに尽きたんですね。

それから利尿剤です。心肺機能が悪くなって胸水がたまってくるので、それを排泄するサイアザイド系の利尿剤や、系統の違うほかのいろいろな利尿剤、強心剤、血圧が下がっていれば上げる、上がっていれば下げるという内科的な薬物療法が主流だった。

それに対してインターベンションといいまして、ＰＴＣＡ（経皮的冠動脈形成術）ともいいますが、開胸して中を手術するのではなくて、詰まった血管を風船で広げて、ステントという金網を置いて帰るという治験を、ステントがまだ保険適用じゃないころに、小倉では全国から患者を集めてやっていたんです。

循環器カテーテルでは日本一の症例数でした。2位はどこかというと、大阪の千里ニュータウンにあった旧国立循環器病センターです。

小倉が日本一早くやったから1位で、2位と一桁違った。小倉が50万例だったら循環器病センターは5万例とか、そんなレベルです。今もずっとやっていますから、そのままで追いつけないですね。

東京大学はどうかというと、二十何位です。それぐらい日本一だった。世界では、メイヨークリニックに次ぐ世界2位の症例数です。

そういうところで頑張って、インターベンションという心臓冠動脈の救急救命をやっていたわけです。

冠動脈は右に1本、左に2本あります。左の2本のうち1本が閉じたときにやる。

2本とも閉じたら即死ですし、右も1本ですから閉じたらアウトです。心臓の筋肉の3分の1のエリアが壊死《えし》に陥ります。どこで詰まるかによっても違いますけども、優しく開けないとパーンとまた急性閉塞します。

だからステントを置いて帰るという治験をしていたわけです。

細川　そういうことを30年以上前にやっていたものですから、そうならないようにするにはどうしたらいいかなという予防的なことをどうしても考えるんです。

起こされてはかないませんからね。当直の晩は、夜中に2、3回は当たり前でした。

大分医大に戻ってきて、学位を臨床薬理学という分野で取りました。治験だけをするセクションを大分医大が日本で初めてつくったので、そこで治験屋になっていたんですが、これもまた疑問を感じるんですね。まず、薬物で何を見ているか。メルクマールは何かといったら、単なる数字、あるいは画像です。

これは虚数字であり虚像なんですね。直接見てない。間接法ではかっています。

腫瘍マーカーにしたって何にしたって、抗がん剤の治験するときはそうなります。

画像で、これが小さくなった、大きくなったとやるわけです。

何となくその場しのぎな感じがする。

血圧を下げて、本人が喜んでない。だんだん衰弱していくでしょう。

1年、2年、5年、10年と飲み続けていたら、当然です。下がり過ぎの状態を喜んで、基準を下げていっていますから。

コレステロール、血糖、血圧、ウエスト回り、こんなのは年齢とともに上がらなきゃいけないのに、この50年間、エビデンスとやらを根拠に基準を下げ続けてきた。

血圧が高いのはいけませんよ。日本全国の平均を取りますと大体130ですから、130に合わせましょう。何を言っているんだ。

人によって違うし、季節によって違うし、日内変動もある。5秒で変わる血圧値に振り回されて、おかしなことだと思っていました。

日内変動があるんだったらということで、ABPM（ambulatory blood pressure monitoring）、24時間血圧計というのを開発して、30秒おきにずっとはかるわけです。

おかしなことをやっています。血圧は5秒で変わるんですよ。自律神経系統にも影響されるし、朝起きたときなのか、夜寝る前の風呂上りなのか、真夏なのか、冬の寒いときなのかで全然違う。

それを成人は130だと言って、それに合わせる。統計のマジックなんです。おかしなことをやっていますよ。

血圧はかる必要なし。私は救急救命のときだけはかります。両手の脈は取ります。時計は見ません。脈拍数をはかるのは看護師の仕事です。脈圧を指3本で感じるんです。ピュッピュッという立ち上がり、速脈なのか、大脈なのか。

これは漢方的な考え方ですけど、循環器内科の専門医はこういうことをちゃんとやって、左右差があるのかどうかとか、リズムがどうかとか、立ち上がりはどうだとか、指で感じなければいけない。

それが内科診断学作法のイの一番なのに、それをしません。

はい、血圧計。それも電動のでシューシューやっている。おかしなことです。

大橋　先生が言われている間接的な診断というか、一つのパラメーターの数値だけとって、それを数値化するとわかりやすいです。

細川　血圧を下げて、本人が喜んでない。だんだん衰弱していくでしょう。

日本全国の平均を取りますと大体130ですから、130に合わせましょう。何を言っているんだ。

人によって違うし、季節によって違うし、日内変動もある。5秒で変わる血圧値に振り回されて、おかしなことだと思っていました。

誰もが理解しやすいという形で、一つの要素を取り出すんですね。その考え方は、一つの要素だけで考えていく機能的な考え方という部類になると思います。

一つの要素だけで、スポット、スポットで取り出していく。ただ、本当に大事なのは全体がどうかということであって、一つ一つの要素は結果にすぎません。ある一つの切り出しでしょう。間接法というものは、大体そういう一つの切り出しにすぎないわけですね。

それがどんな意味があるかというのが大事であって、どうでもいい数値が結構ある。

ところが全体を統合した患者さんの状態とか、数値化できないところが結構あって、それは全体の観察で、長年の経験で判断するという要素が強いと思います。

それを数値化するのは難しいものですから、血圧なら血圧みたいな一つの値でしかあらわせない。

これが間接法の問題点といいましょうかね。

それが今の医療の中心になってしまっていて、ある意味、そういう形で判断しているというのが問題となっているところです。

Chapter 3
ＰＣＲ検査、新型コロナの診断における問題点

大橋　間接法の問題でいいますと、新型コロナはＰＣＲ検査の値をもって陽性者、感染者と言っています。

でもそれは、一つの遺伝子の断片をふやしているにすぎない。

それで感染しているんだというふうに置きかえてしまっているわけです。

本来、感染症でしたら、病原体がそこにいるということを証明しない

と、その病原体に感染しているとは言えないはずです。

ところが、ある遺伝子の小さな断片をふやして、その遺伝子がふえたということをもって、感染しているというふうに置きかえているわけです。

これは間接法の非常に典型的な姿です。

一つのデータだけを取り出したところで、果たしてそれが感染と言えるのかどうか。ここが一つの大きなポイントです。

そこは非常にデリケートなところでもあるし、議論のあるところだと思います。

この遺伝子の断片を見るだけで、本当に病原体に感染していると言えるのかどうかを検討しなければいけなかったはずです。

それが全くされていない。

それは今、先生が言われたような血圧をはかるという行為が、体の機能のどういうところをあらわしているのか、十分に検討されていない。

例えば高血圧症という診断を、血圧をはかることによって置きかえているところがあると思います。

高血圧症は何が問題なのか。先生が年齢とともに上がると言われた、ある意味、自然の摂理にすぎないものを、一つの数値を取り出すことによって病気にしてしまう。

細川　平均をとるのがいけない。

年齢を全部ごったまぜにして、若い者から年寄りまで、全部の平均はこれだよというのがおかしいんです。

大橋　体の状態が正常な機能を果たせなくなったということで、例えば血圧を見ればわかるというのであれば、それはいいんですね。

血圧をはかっただけで、なぜ体の状態がわかると言うのか。

ここに論理の飛躍があると思います。

今、コロナの診断で、ＰＣＲ検査で遺伝子がふえたというデータが出たら、それを感染者と言っていいのかということがどうして議論されないのだろうか。

かなり隔たりのある問題です。

細川　それができないのは、市中の開業医が、それにタッチできないようにした法律があるんです。行政手続法といいますか、去年（2020年）の4月7日、緊急事態宣言を安倍晋三首相がされました。それによりますと、開業医は診ちゃいけないんですよ。

37度5分以上の熱を感知したら、外ではかるんです。危ないから中に入れない。

たしか10年前のSARSのときも、新型のインフルエンザウイルスと称して、一時そういうふうにやりましたね。

外で、車の中で熱をはかる。熱があったら、そこで鼻の中に綿棒をジャカジャカとやって、簡易検査で見て、陽性だったら、保険診療で出す薬は決められていますので、リレンザかタミフルを袋に入れて持ち帰らせるわけです。

大橋　血圧をはかっただけで、なぜ体の状態がわかると言うのか。

ここに論理の飛躍があると思います。

今、コロナの診断で、PCR検査で遺伝子がふえたというデータが出たら、それを感染者と言っていいのかということがどうして議論されないのだろうか。

かなり隔たりのある問題です。

外で診ているんです。冬の寒い2月、3月でも。そんなひどいことをやっていました。

でも指定感染症5類ですから、診させてもらえました。

今回は2類にしていますので、すぐ保健所に電話するんです。そうしたら指定病院を教えるから、そこに行ってくださいと、各開業医は門前払いするわけです。

診てないから、意見もできなかったんです。

大橋　そういう形で、例えば議論ができないような状況にされてしまったというか、手続上そうなってしまう。

細川　今度の春でもう1年たとうとしているのに。

大橋　指定感染症2類になっているから、届け出なければいけない。

そこに一つの大きな壁みたいなのができてしまう原因があった。

しかも、届出の様式、診断の方式が政令に書かれていて、一つは病原体診断、もう一つは遺伝子診断、抗原検査、抗体検査とあるんですが、

細川　それができないのは、市中の開業医が、それにタッチできないようにした法律があるんです。行政手続法といいますか、2020年の4月7日、緊急事態宣言を安倍晋三首相がされました。それによりますと、開業医は診ちゃいけないんですよ。

37度5分以上の熱を感知したら、外ではかるんです。危ないから中に入れない。

遺伝子診断のところで、遺伝子増幅法で陽性になったと書かれているんです。

でも遺伝子増幅が正しいかどうかについては何も触れられていない。そこで議論することでもないのでしょうが、既に遺伝子増幅が正しいものであるという前提のもとに、指定感染症の届出の様式ができている。

ここに問題があると私は思うんです。

細川　そのとおりです。

大橋　どこにも議論する場所がないということで、遺伝子増幅という方法が果たして適切であるかどうかの議論をすっ飛ばしている。

そして、1日の感染者が東京で1000人を超えたとか、毎日テレビで感染者、感染者と言って、国民の多くの方が、感染症が広がって大変な状況にあると認識せざるを得ないような状況に追い込まれている。

これが今の大きな問題ではないかと思います。

細川　ニュースのときに、「新型コロナウイルス感染者数」と言います

細川　今回は2類にしていますので、すぐ保健所に電話するんです。

　そうしたら指定病院を教えるから、そこに行ってくださいと、各開業医は門前払いするわけです。

　診てないから、意見もできなかったんです。

大橋　指定感染症2類になっているから、届け出なければいけない。

そこに一つの大きな壁みたいなのができてしまう原因があった。

しかも、届出の様式、診断の方式が政令に書かれていて、一つは病原体診断、もう一つは遺伝子診断、抗原検査、抗体検査とあるんですが、遺伝子診断のところで、遺伝子増幅法で陽性になったと書かれているんです。

でも遺伝子増幅が正しいかどうかについては何も触れられていない。

よね。「イカサマ八百長ＰＣＲ検査陽性の人」と言えばいいけど、それは隠しておいて、ピシャッと定義づけているんですね。

大橋　遺伝子増幅というのは、ある意味、間接診断の一種なんです。直接ウイルスを見ているわけではないし、ウイルスを見てない可能性もある。

間接診断であるにもかかわらず、感染者とテレビが報道するシステム、届出という一つの事務手続を経ることによって、間接診断にすぎないＰＣＲ検査の陽性者が感染者になってしまう仕組みが存在する。

ここに問題がありまして、そこに多くの人が異議を挟めない。これは一つの政令ではありますが、事実上法律のような形で、異議を挟めないような仕組みが存在する。

本来は、間接診断ですと、本当に直接的な病気を見ているんですかと。間接だから、当然、見てないわけですね。一つのパラメーターを取り出しているにすぎない。

本来ならば、それが病気のどこの部分を見ているんだろうか、本当に病気なんだろうかと。

間接診断のデータというのは、病気を直接あらわすものではなくて、一つ間に挟んで、何かの数値を見ているにすぎない可能性もあるわけです。

ですから、多くの方が、いろいろな症例から、どういうことが言えるんだという議論に参加しなきゃいけないはずで、現場のお医者さんがそういう議論の中心にいなければいけないはずです。

今回の新型コロナは、特に現場のお医者さんと厚生労働省の間の意思疎通もほとんどなく、実際に今多くの人が困っているにもかかわらず、お医者さんがアドバイスをするとか、意見を言える場がほとんどない状態です。

町の開業医の先生方が、そこの町の困っていらっしゃる多くの方々の相談窓口にもなれない。

細川　ニュースのときに、「新型コロナウイルス感染者数」と言いますよね。「イカサマ八百長PCR検査陽性の人」と言えばいいけど、それは隠しておいて、ピシャッと定義づけているんですね。

大橋　遺伝子増幅というのは、ある意味、間接診断の一種なんです。直接ウイルスを見ているわけではないし、ウイルスを見てない可能性もある。

先ほど言われたように、発熱の人はお断りとか、そういう貼り紙をしている病院とか開業医の医院が結構見受けられる。

一番相談窓口にならなければいけないはずのホームドクターの先生方が、相談の窓口になれない。

細川　門前払いせざるを得ない。行政指導でそうなっているんです。

大橋　そこに大きな問題がある。

そこの問題点を解消するためには、やはり指定感染症の問題が非常に大きいということです。

細川　大きいですね。もう1年になります。

大橋　5類になれば、指定感染症の届出の義務がなくなり、インフルエンザ相当になります。

細川　風邪ですよね。夏風邪があれば、冬風邪もあります。

インフルエンザの簡易キットでA型かB型か陰性かが出る。陰性と出たら、「インフルエンザではないから、安心して帰って家で栄養つけて、ゆっくり寝ておきなはれ」と言えるんですけどね。

B型だったら、「珍しいね。今回B型がはやっているのかな」なんて言って、やることは、インフルエンザの薬、リレンザあるいはタミフルが保険診療になっていますから、用法用量に沿って出して終わりです。

大橋　5類ということになりましたら、症状のある人だけを対象とするしかないですよね。

細川　なのに今回は、症状がなくてもPCR陽性なら全部感染者とカウントする。

死んだ人がPCR陽性だったら、新型コロナが影響してこの人は肺炎になり、死んだんだろうということで、死亡診断書の死因が「新型コロナ感染症」になるんです。

死亡診断書には書く欄が（ア）（イ）（ウ）と三つあって、（ア）は直接死因、（イ）は何でそういうふうになったか。

例えば心筋梗塞の場合、（ア）に「急性心不全」、（イ）に「心筋梗塞」

と書く。心筋梗塞で急性心不全を起こして死んだ。したがって死因は（イ）のところが生きて、心筋梗塞という死因になるわけです。

今の新型コロナの場合は、（ア）に「急性呼吸不全」と書いて、（イ）に「肺炎」、（ウ）に「新型コロナ感染症」と書く。そうすると一番下が死因になってきます。

（ウ）によって、（イ）になって、（ア）になった。新型コロナ感染症が原因だということになりますから、そこで死者数が上がるわけです。

アメリカなんて100倍に底上げしています。

患者や遺族はおカネがもらえるから、おカネで釣っているんです。

通貨であるドルを刷りまくって、ヨーロッパはユーロを刷りまくって、日本は円を刷りまくって、補助金がもらえるとか、おカネで釣られた。

医学がおカネに支配されていると私は思いますね。

そして今度はワクチン利益です。利権が2月の終わりから始まろうとしています。

大橋　5類ということになりましたら、症状のある人だけを対象とするしかないですよね。

細川　なのに今回は、症状がなくてもPCR陽性なら全部感染者とカウントする。

死んだ人がPCR陽性だったら、新型コロナが影響してこの人は肺炎になり、死んだんだろうということで、死亡診断書の死因が「新型コロナ感染症」になるんです。

Part 3

ここまで来たか!?
検査医療が引き起こす
形骸化!!

Chapter 1

間接診断、検査中心の今の医療の問題点

大橋　診断の問題だけを取り上げますと、症状というのは少なくとも体の不調ということでは、ある意味……。

細川　でも、治ろうとして鼻水が出ているんです。出そうとして咳が出ているんです。

大橋　それは治る過程の体の反応ですよね。

そこら辺までを、一つの自然の摂理と私は言っているんです。

細川　その症状を悪いものとして、対症療法だけ認可しているのが厚生労働省です。

慢性疾患に関しては、それが保険診療の中身です。

大橋　体が健康な状態から外れてきますと、私たちは体の調子が悪いと

いうことで、自分で治そうとすることもあるけれど、手に負えなければお医者さんのところに行く。こういう形で医療が成り立っていると思います。

そのときに一番ベースになっているのは、自分の体の調子がどうかということです。

お医者さんに対してもそのことを言って、診察してもらうわけですが、一つの体の反応ですよね。

原因があって、症状として体が反応しているということで、自然の摂理に基づいて症状なり何なりが、調子が悪いということも含めて出ている。

それは一つの生存の流れに沿っているわけで、ここに間違いが起こるところは少ないわけです。

ところが間接診断という形で、データとして切り出すという作業が最近の医療では多い。

お医者さんに行っても、まずいろいろな検査をする。

検査自体が一つの切り出しなんです。

何かのパラメーターというデータを取り出して、それで病気の一つ一つの診断のパターンに当てはめて、病名というラベル貼りをするわけです。

それが適切かどうかという問題があります。

また、そのプロセスをパターン化して、それを学会が認定して、診断基準みたいなのをつくって、誰もが同じような形で診断ができるようなマニュアルがつくられていますが、そのマニュアルが果たして適切かどうかが非常に大事になってくると思います。

一応そういうことを学会の中で議論したりはしているんでしょうけども、果たしてそれが本当にうまく機能しているかどうかは、ちょっと疑問の余地がありそうです。

今、医療がパターン化というかマニュアル化というか、それが医療の発達といえばそうなのかもしれませんが、恐らく昔は、マニュアル化がそこまでされていなくて、お医者さんが患者さんを見て、脈診をとって、聴診器を当てて、話をよく聞いて、それで診断されていた。

今のような検査医療が発達してなかったということもあるでしょうけれど、検査に頼る部分が少なかった。

脈をとるにしても訓練が要るし、経験的なものが非常に大きくて、個人差もあったでしょう。

でもそれがお医者さんの経験であって、その経験を踏んでいくことによって正しい診断ができていく。

ところが今の検査医療になりますと、いろいろな検査項目がもう決まっていて、その検査の数値に基づいて診断をすることになります。

細川　誰がやっても同じ診断になる。

大橋　経験というものが、そこではあまり生きてこない。

細川　診断基準に基づいた、単なる病名づけにすぎないんです。

大橋　ラベル貼りですよね。

ラベル貼りをしてしまうと、それが自動的にひとり歩きするという形です。

細川　患者がいない医療になります。病名中心主義。

大橋　病名貼りというのは、演繹《えんえき》的思考でいいますと、トップに貼られるわけですね。

ピラミッドの上にラベルを貼るようなもので、そこからこういうことが起こっていくんだということが、自動的にマニュアルで語られるようになる。

細川　やることが一緒になっちゃう。東大に行こうと、京大に行こうと、同じなんです。

大橋　同じような医療になってしまうということで、患者さんの側からすると、どこに行っても同じ医療が受けられる。

細川　それが安心みたいですね。

大橋　逆に言うと、お手軽医療になってしまった。
コンビニ医療という言い方もできるかもしれません。
パターンを当てはめることによって成り立つ医療です。

細川　産業化しました。

大橋　産業化した医療の中に、今回のコロナみたいなことが起こってきますと、例えばＰＣＲで陽性になったら、これは感染だと言って、何かおかしいかもしれないけど、何となくそれが当たり前になってしまうと、それをみんな受け入れてしまう。
ここに問題があるのではないか。

細川　根っこは同じですね。

大橋　今の医療は、ある意味、そういうパターン化した医療で、切り出した要素でもって診断をしていくという西洋医療のスタイルです。
これは戦後、検査医学が発達することによって成り立ってきたものではないかと思います。

細川　そう思います。だから先生の専門分野が、一番それに手をかしたのかもしれないですよ。

大橋　検査技術というのは、非常に大事なものではあると思いますが。

細川　医者のためにはなったんです。

バカ医者のためには大変役立った。だけど患者のためにはどうでしょう。

救急のときはしょうがないですよ。

「赤血球がこれだけ少ないぞ。危ないぞ」とか、「熱があるぞ」とか、「腫瘍があるぞ」とか、画像と数値の二つでとっとと早く助けなきゃいけない。

命が危ないんだから、それでやればいい。

胸を開けるか、開けぬかといったら、根拠も要るでしょう。

根拠が要るときには、一般的なみんなが納得できる数字、画像診断が必要なんです。

でも、慢性疾患なのに、「ちょっと頭が痛い」と言っただけで、「脳腫瘍かもしれませんね」と言って、すぐに造影剤を入れてMRIを撮ったりCTを撮ったりする。あれってどうなのという感じです。「2、3日前からちょっとお腹がシクシクするんですよね」。普通だったら「様子を見ますか」となるのが、「2、3日も放っておいたんですか」と言って、すぐCT、MRI、PET、内視鏡とやるわけでしょう。ベルトコンベアですよ。

全部異常がなかったで、「気のせいですよ」となるわけです。

検査しないと悪い医者、してくれる先生はいい医者になるんです。

大橋　そういう意味では、今は検査中心の医療みたいになってしまいましたね。

ちょっと前までは症状をベースにして、病人かそうでないかを決めていた。

これがごく自然な流れで、人間が誕生してから今まで、症状があるから、病気であるかどうかというのを自分で判断するという医療でした。

それがだんだん検査技術が発達してきますと、検査の値によって病気であるかどうか。

自分は極めて健康だと思っているのに、ある日、人間ドックとか検査でひっかかって、病人にされてしまう。

ある病気と診断されて、余命があと半年とか、突然言われるようなことになって、それを不思議に思わずに受け入れてしまう社会ができてしまった。

Chapter 2
新型コロナ騒動の背景

大橋　そういう背景があって、例えば新型コロナみたいに、症状もないのに感染者と言われる。

細川　2週間隔離。

大橋　それがおかしいと思わない。

細川　会社に来ないでください。

ロビーでピッと体温をはかって、「7・6度。残念でした、今日は出社できませんよ」で、また満員電車に乗って、帰らなきゃいけないんです。おかしいでしょう。

大橋　そういう検査の値で、病気だと告げられることが違和感なく受け入れられる社会になっている。

受け入れてもらえなければ、コロナは起こらなかったと思います。

何で無症状なのに感染者なのか。

感染症にかかっているのであれば、症状が出てから考えればいい話であって、よくわからない無症状の感染者とか、あるいは無症状の人が人に病気を伝えるから自粛をしなさいとか、3密を避けなさいとか。

細川　最初のころ、1年ぐらい前に私が言っていたのは、75歳以上の人は家に閉じこもれ。

時々散歩ぐらいするのはいいけど、夜の街に行って飲んだりしなさんなよと。

年寄りのほうを自粛させて、若者は自由にすべきだとユーチューブでも私は言っています。

証拠があります。そうしておけばよかったのに、それをしなかった。若者を抑えつけたでしょう、74歳以下を若者としたら。これはひどいものですよ。

大橋　ある意味、政治的な思惑があったのかもしれませんね。

細川　爆発的にそのストレスがたまって、今やもう若者は頭にきています。

大橋　そういうことを含めて考えても、症状をベースにした医療でなくて、検査の値で病名がつけられる医療が当たり前になりつつある世界の現状というベースがあって、今回の感染症が成り立った。

大橋　何で無症状なのに感染者なのか。

感染症にかかっているのであれば、症状が出てから考えればいい話であって、よくわからない無症状の感染者とか、あるいは無症状の人が人に病気を伝えるから自粛をしなさいとか、3密を避けなさいとか。

細川　最初のころ、1年ぐらい前に私が言っていたのは、75歳以上の人は家に閉じこもれ。

時々散歩ぐらいするのはいいけど、夜の街に行って飲んだりしなさんなよと。

年寄りのほうを自粛させて、若者は自由にすべきだとユーチューブでも私は言っています。

ＰＣＲ検査というものの意味を深く考えることなく、人々が受け入れるようになった。

こういうことが大きな要因ではないかなという気がします。

細川　家で体温をはかって、37度8分あった。もう出勤時間が迫っている。

そうしたら何をするかというと、解熱鎮痛剤の強いのを飲んで、体温を下げて、マスクをして出社するんですよ。マスクでごまかすわけです。

そういうようなことが当然、起こっていますよね。だってロビーで体温だけで判断するんだから。

ピッとやって、「はい、あなたいいですよ」と、大企業のロビーで行列して行っている。情けなくなります。

薬で、対症療法で、幾らでもごまかせるんです。

新型コロナが本当に悪いものだと仮定して、どんどん会社に入っていきますよね。

大橋　本来おかしな行動のはずなんだけど、それをおかしく思わないという人々のマインドの変化が背景にあって、こういう騒動が世界中に蔓延した。

細川　日本だけじゃなくて、世界でやっているんです。

地球上、グローバリズムでやっていますからすごいですよ。

大橋　世界の人々が、同じように医療に対して検査に依存するようになった。

これが今回の騒動の一つの大きな背景ではないかなと思います。

細川　ＥＢＭ（evidence-based medicine）と、僕が医者になる前後から言い出したんです

エビデンスとは何かというと、まさに今おっしゃる数字と画像なんです。

それがありさえすれば、エビデンス（証拠）になるわけです。ファクトだよと。

「こんな腫瘍があるのに、あなた何ともないの？　おかしいね。鈍感ね」と逆に言われてしまう。

おかしな話ですよね。

大橋　数値や画像を一つ取り出してエビデンスとする。そういう一つの要素を取り出すことがＥＢＭの正体であったと言えるのかもしれないですね。

細川　その究極が、風邪は万病のもとである。風邪というものでみんな怯える。

おかしな話です。むしろ風邪を年に2〜3回ぐらい引いたほうが丈夫になりますよ。

風邪を引かないやつはバカとよく言ったじゃないですか。

大橋　そういう言い方もしましたね。それくらい日常的だったわけです。

本来、伝統的な考え方という意味では、風邪は万病のもととも言いましたが、風邪を引くぐらいでないというか、風邪を引くことを恐れもしなかった。

細川　今は、風邪を引いたら命取りなんですよね。

大橋　非常におかしな考え方というか、真逆の考え方が蔓延した背景があって、今回の騒動が成り立ったと考えないといけないのではないかなと思います。

細川　これは計画的犯行ですよ。

一石三鳥を狙っているわけです。カネ儲けと人口の削減と最終廃棄処分場というね。

細川　今は、風邪を引いたら命取りなんですよね。

大橋　非常におかしな考え方というか、真逆の考え方が蔓延した背景があって、今回の騒動が成り立ったと考えないといけないのではないかなと思います。

細川　これは計画的犯行ですよ。

一石三鳥を狙っているわけです。カネ儲けと人口の削減と最終廃棄処分場というね。

Part 4

コロナは自然治癒力ゼロの世界を想定している!?

Chapter 1

人には自然治癒力が備わっている

大橋　私たちは、がん医療で急がなければいけないという思考をつくられた。

早期診断、早期治療しないと、手遅れになるという考え方です。

将来のことは、本当はわからないはずなんです。

しかし、放っておけば必ず悪くなるという思想になった。

細川　悪くしているからです。

大橋　何となくそういうふうに思わされるようになってしまった。

こういうところが一つの西洋医療の問題ではないかなという気がするんですね。

体というのは、放っておいても治す力がある。自然治癒力ですね。

将来必ず悪くなるということは誰も言えないはずなのに、早期に発見して、早期に治療する必要があると。

細川　それは先生、自然治癒力のある人であればなんですけど、この60年間で、自然治癒力をグーンと下げさせられていますから、ない人もいるんです。

下手したら自然治癒力ゼロという状態にされている人もいる。

そういう人にとっては、やっぱり早期発見、早期治療ということになるんでしょうね。

大橋　そういうふうに思い込むということが、治癒力ゼロというような言い方になるのかもしれません。

細川　これだけ化学物質を混ぜ込まれて、遺伝子組み換えの種で発芽した野菜を食べているんです。

野菜主義で、野菜は大事だよ、野菜を食べなあかんよと言っているでしょう。

それから乳製品に肉、これもいろいろな悪いものが入っています。50年前の日本人と比べると、今の日本人の自然治癒力が下がっているのは間違いないです。

だから頼るんでしょうね。

大橋　考え方の上で、何かに頼らなければいけないという、そういうふうな頭のほうの問題ではないかなという気がします。自然治癒力は、私たちが生きている限りにおいては存在するはずです。

細川　少しは存在する。生きられているということは、そういうことですよね。

ゼロになったら死ぬでしょう。

大橋　私たちの体は、調子が悪くても自然に治っていく。これが基本形なんです。

治らない人がいて、その人は亡くなるわけです。

この分岐点みたいなものが確かに存在します。

でも、普通の人であれば、調子が悪くなっても治っていく。これが自然の摂理です。

それが人によって差があるとか、あるいは生活習慣が悪ければ……。

細川　若くても死ぬ人がいますよね。100歳でもピンピンの人もいますし。

大橋　そういう意味では個人差もあるし、生活環境の差もある。

細川　複雑系で生きていますから。

大橋　複雑系の中でいかにバランスをとるか。

ヤジロベエのたとえで言いますと、バランスを崩しても必ず直っていく。

こういうような仕組みがあるから生きられる。

そういうことからしますと、放っておくと悪くなって、あなたはあと何カ月しか生きられませんと言われて、「ああ、そうですか」と納得するとか、あるいは今回の感染症で言いますと、放っておくと大変なことになる。

日本中に病気が蔓延して、死ぬ人が何十万人出るとか。

細川　40万人と言っていましたね、北海道から京大の教授に栄転した先生。

大橋　そういう話がありましたね。将来のことなので何もわからないはずです。

将来予測をどういう形でするかというと、今、月に何人死んでいるとか、そういうのが蓄積して、年間何十万人死ぬというデータが出せないことはない。

だけど確実にこの感染症で亡くなっている人の数値が出ないと、その予測すらできないはずです。

あの時点でそういう予測ができるかというと、不可能なんです。

その時点で、確実にこの感染症で亡くなっている人がいたという証明があっただろうかということですね。

細川　何もない。

大橋　それから、私たちは将来予測というのをよく受け入れるんですけども、将来を予測する計算をどうやってするんだろうか。

余命宣告もそうですし、死者数の予測もそうですが、非常に難しい話です。

放っておけば、普通はよくなるはずです。

デフォルトはそうなんです。普通、放っておくとよくなるんです。ですから、将来悪くなりますよという予測をする人は、一体何をもってそういう予測をするのかということですね。

私には、少なくとも理論的な背景が見えない。だからそれほど悲観する必要はないんじゃないか。

細川　全くないです。

大橋　今回の感染症で言いますと、放っておくと大変なことになる。

日本中に病気が蔓延して、死ぬ人が何十万人出るとか。

細川　40万人と言っていましたね、北海道から京大の教授に栄転した先生。

大橋　そういう話がありましたね。将来のことなので何もわからないはずです。

あの時点でそういう予測ができるかというと、不可能なんです。

Chapter 2 治療効果や余命の予測は難しいはず

大橋　私が先生に聞きたいのは、例えば、がんで余命宣告をされて、精神的に非常に落ち込む方が結構いらっしゃると思うんですね。

こういう問題に関して、どう考えておられますか。

人間の体は、放っておいてそんなにどんどん悪くなるということはない。

幾つかの兆候はあるかもしれませんけど。

細川　医者になって35年目を迎えましたけど、私が医者になったころから、がんの告知というのが当たり前になりつつあったんです。

それをしない医者は悪い医者、する医者はいい医者。終活のための準備というものがあるからとか言ってね。

僕が医者になる直前までの医師の作法は、がんを見つけたとき、あるいは手術の前の説明のときに、まずがんであることを言わない。

例えば、胃潰瘍のものすごく悪いやつで、放っておくと穴があいて大変なことになる。穿孔《せんこう》するから、この際、取っちゃおう。いい薬もあまりないでしょうと言っていた。H2ブロッカーがないころです。

胃潰瘍で、本当に破裂して出血して死ぬ人が多かったんです。胃を取るときに、がんなのに胃潰瘍と言って、安心させて取ったものです。自己治癒力が上がりますよね。

でも、そういうふうにウソをつく医者は悪い医者なんだ。がんはがんと言えと。そのがんの根拠は何かというと、エビデンスは病理検査になるわけです。

そして、がんを告知した後に、今、先生がおっしゃった余命ですね。

この手術をした場合、3年はみんな確実に生きています。4年目から死ぬ人も出てきますが、5年目でも3分の1は元気にされていますというような予測をするわけです。何で予測するかというと、統計で予測するわけです。

大橋　治療をしてどれくらいの余命だという統計データはあると思います。

でも、その統計の中には、治療をしなかったデータはないはずです。

細川　そうです。複雑系ですから、同じ手術をしても、生活はみんなバラバラです。

大橋　手術の方法も多分バラバラでしょうから、一概に一緒くたにして統計にはあらわれないはずです。

細川　統計のマジックなんです。怖いところです。

それを金科玉条《きんかぎょくじょう》のごとくに言うのが当たり前になっている。医学界の中でガイドラインができていて、その手法、一律のものを見せるわけです。全国統計で、こうですよとやるわけです。

大橋　将来予測に関して、医学の世界では正確にできるんだというような思い込みが、私たちの中につくられているような気がするんですが、実際には、そういうような将来予測は非常に難しいはずです。

細川　統計はとらないほうがいいと私は思っています。

大橋　その医療が健康づくりに役立つかどうかは、医療をした場合としない場合、どれくらい違うかということです。

措置をしたときに非常に健康になるとか、病気が治るとか、寿命が延びるとか、するかしないかによって、どれくらい効果が出るか。それが医療の効果というものでしょう。これが正確に出ないと、この医療をするべきか、しなくていいのかはわからないはずです。

細川　私が、私を頼ってくれる患者さんに言うのは、あなたの中に100人の名医がいます。その外にいるのが私であって、名医ではありません。みんなヤブ医者ですよ、あなた以外は。あなたが主役です。

1000人いたら1000通りの治り方があります。あなたが治っちゃったという状態にしたい。そのための努力を私はします。一緒に泣き、

大橋　治療をしてどれくらいの余命だという統計データはあると思います。

　でも、その統計の中には、治療をしなかったデータはないはずです。

細川　統計のマジックなんです。怖いところです。

　それを金科玉条のごとくに言うのが当たり前になっている。

大橋　その医療が健康づくりに役立つかどうかは、医療をした場合としない場合、どれくらい違うかということです。

一緒に笑い、背中を押したり引いたりしながらやっていきたいと思っています。こういうふうに言います。

Chapter 3
新型コロナのワクチンに科学的エビデンスはあるのか

大橋　今、新型コロナという感染症が広まっていて、それが非常に悪い状態であり、それを放っておくとさらに悪くなるという心配をみんながしている。

それで自粛をしなければいけないとか、3密を避けなければいけないとか、イベントを中止するとか、ワクチンをしなければいけないとか、生活スタイルを変えて新しい生活様式にしなければいけないとか。

それは全て、将来予測として悪くなっていく方向にあるんだ、今、既に状態が悪いんだということです。

どこからそれが科学的に検証されているのであろうか。将来予測をする限りにおいては、今の状態がしっかりと把握できていないといけない。それから、これからどうなっていくということが科学的に予測できるのかも問題になってきますよね。

私たちは通常、特にそんなに将来のことを考えなくても、自然とよくなっていくというのがデフォルトです。

たまに感染症が広まることはあるかもしれません。対策をして防ぐことが必要な場合はもちろんあります。

だけど今回の感染症に関して、果たして本当に感染症が広まっているのか、放っておけばさらに悪くなるのか。どこにも科学的根拠がないように思います。

ただ、検査数をふやしているから、陽性者（感染者と言っていますけど）がふえているにすぎない。

そうしたら、別に慌てて何かをしなければいけないという根拠にはな

大橋　テレビを見ると、一日も早くワクチンを接種して、これを広げていくことが感染症対策に欠かせないという論調で報道されています。

果たしてそれが科学的エビデンスに基づいているのかどうか。

例えば、ワクチンを接種したら感染症が下火になっていくのか。

どこにそのデータがあるんでしょうか。どこにもないように思います。

らないはずです。

細川　そのとおりです。

大橋　放っておくとさらに悪くなるからワクチンをしなければいけないという形で、ワクチンを急いでいるような気がします。

テレビを見ると、一日も早くワクチンを接種して、これを広げていくことが感染症対策に欠かせないという論調で報道されています。

果たしてそれが科学的エビデンスに基づいているのかどうか。

例えば、ワクチンを接種したら感染症が下火になっていくのか。

どこにそのデータがあるんでしょうか。どこにもないように思います。

ワクチンの効果について、例えば、ある会社のワクチンは95％の有効率があるという報道がされていますが、一体どのような証拠に基づいてそのデータを出しているのか。

少なくともウイルスの検出ができないと、ウイルスの増殖を防いだということにならないです。

大橋　ワクチンの効果について、例えば、ある会社のワクチンは95％の有効率があるという報道がされていますが、一体どのような証拠に基づいてそのデータを出しているのか。

ワクチンの効果のエビデンスのためには、ウイルスの検出ができないといけませんね。

しかし、ウイルスが存在するということすら今、わかっていないということですから、ワクチンの効果を本当にはかる手段はないはずです。

ワクチンの効果のエビデンスのためには、ウイルスの検出ができないといけませんね。

しかし、ウイルスが存在するということすら今、わかっていないということですから、ワクチンの効果を本当にはかる手段はないはずです。

しかし、少なくとも数値の上では95%というのが出ています。

これはなぜかというと、間接的な診断で置きかえていると思います。間接的な値としては、例えば、ＰＣＲ陽性という間接的な手法があります。

もう一つは抗体陽性です。どちらかで置きかえているような気がします。しかし、それがウイルスの陽性とどう関係するのかということが、まずデータとしてないものですから、何を見ているかがわからない。

そういう状態で有効率を出したところで、一体何の意味があるのか。

こういうことが、ワクチンを急がなければいけない理由として巧みに利用されているような気がします。

Part 5

ガンのコントロールと新型コロナのコントロールにおけるマスコミの役割

Chapter 1

がんの三大標準治療は正しかったのか

大橋　先生のご経験からしましても、がんの治療に関して、三大治療というような形で、早く治療をしないと命にかかわるという言い方を一般的にはしていると思います。

例えば、放置しておくと大変なことになるとか、あるいは三大治療以外の方法でやると、せっかく助かる命が助からなくなるとか、そういうことを信じている方が大変多くいらっしゃる。

細川　刷り込まれている方が多いですね。

大橋　正確なデータを出すためには、三大治療がどの程度延命効果があるのかというデータが必要なはずです。

三大治療をやめたときに、本当に寿命が縮まるのか。そのデータが本当にあるのか。

先生のご経験からしまして、三大治療をやめてほかの代替療法に変えたときとか、あるいは治療そのものをやらないという選択肢もあるかもしれませんし、何かデータになるようなものがあればご紹介いただければありがたいです。

細川　有名なところでは、既に30年前に、アメリカ政府が下した裁定があります。

代替療法を、あちらでは統合医療といいます。「代替」と漢字で書くと、三大標準治療の後にくる、それにかわるものというイメージがありますが、代替療法（オルタナティブ療法）に比べて、抗がん剤、放射線、手術のがんの三大標準治療は、無効かつ危険と米国政府が裁定を下したんです。

しかし日本の医学界は、この裁定を無視しております。

90年ですから今から30年も前です。

米議会の調査専門部会、アメリカ議会技術評価局（ＯＴＡ）が、例えば抗がん剤は、打てば打つほど患者を死亡させるというレポートを出した。

米国議会の中で、米国国立がん研究所（ＮＣＩ）のデビュタ所長が、「抗がん剤を投与すると一部の患者に縮小は見られるが、しかしがん細胞はみずからの遺伝子を変化させ、たちまち抗がん剤の毒性に耐性を獲得してしまう。だから抗がん剤は、がん細胞に対して全く効果を失う。患者はただ抗がん剤の毒性をこうむるのみであると、私は深く絶望している」

と証言をしております。

しかし日本では、この事実すらあまり知られておりません。世界のメディアはこれを黙殺し、日本においても、当時、小さなベタ記事になっただけでした。

『日本の真相』の著者で、有名なジャーナリストの船瀬俊介さんが、

「これほどのビッグニュースはないでしょう。新聞の一面トップで報道するにふさわしい。だが、やはり世界のメディアは黙殺した。日本のマスコミも伝えなかった。現代は高度情報化社会だというが、全く虚妄である。巨大利権にかかわる情報は、このように完全に封殺されて、世界の市民に届くことは絶対にない」

と指摘されました。もう10年以上前です。

僕が船瀬さんを知ったのは15年前、『買ってはいけない』という本を読んだときです。

その中で最も買ってはいけないものは何かというと、船瀬さんは「原子力発電所だ」と言っています。

船瀬先生は、現場を取材する一次情報を大事にする人です。

どこかでフィルターにかかった情報や、統計処理したものはあまり信じません。足を使って取材し、インタビューし、患者に質問し、がんで苦しむ現場を見てきた人です。

OTAレポートが発表されて以降、欧米のがん治療の流れはガラリと変わったんです。

インテリ層を中心ですけれども、抗がん剤や放射線治療を拒否する患者がふえました。

緊急のオペはあり得るんですよ。例えば、子宮が破裂してドーッと出血した。それは取りますよ。放置できません。

90歳のおじいさんが、お茶漬けをいつも食べていたのに、お茶すら入らなくなって吐いた。おかしいということで、おじいさんは医者嫌いだけど引っ張って連れていって、内視鏡をやろうとしたら内視鏡が入らない。

「何でこんなになるまで置いといたんだ」と言われる。きっと置いといたから90まで生きられたんですよ。そうなるまで、恐らく30年かかっています。

ということは、このおじいさんは60から90まで、寿命を全うできたなと思います。緊急以外オペは必要なし。

大橋　似たような話で、近藤誠先生も『がん放置療法のすすめ』という本を書かれています。

細川　彼は慶応の放射線科医です。65歳で定年退職しました。今でいう助教、当時助手といった時代に、そこでずっと出世を遅らされていたんです。

この人は今でも「放射線はいい」と講演会で言い放っているんです。これはいけませんよ。緊急以外はということをつけなければ。

大橋　放射線を使わないでも、放置することによってかなり寿命が延びるといいますか。

細川　この人は自分の診療所に来た人に、放射線治療をファーストチョイスに勧めるんです。芸能人とか有名な人を、私は何人も直接知っています。

放射線をやりなさいと言うんです。これが私は残念でならないのです。

大橋　名古屋にいずみの会という患者さんの会があります。
そこの患者さんの多くは、三大療法を自分からやめている。

細川　完全拒否しなきゃダメです。

大橋　今はその方針がちょっと変わったみたいで、必ずしも拒否しなくてもいい。少し任せるようにした。
基本的に三大医療法をやめてみようかという人が集まっている会なのですが、強制しないという形に変えた。
以前は、玄米菜食、三大療法拒否という形でしたが、それは時代の流れとともに変えているということです。

細川　圧力がかかったんだと思いますよ、かなりな政治的な。

大橋　私も2回ほど参加しましたが、会員の方々が非常に生き生きとしていらっしゃる。
がんの患者さんの集まりといいますと、どうも暗い雰囲気を想像しますが、そうじゃないんですよ。前向きに生きようというムードがありまして、精神的にも非常によろしいんじゃないかと。

何も悲観的になる必要はないという意味で、特に放っておくと悪くなるという先入観を取り除く。ますます元気に社会で活躍する人たちの集まりです。

細川　がんは怖くないんです。がんで誰も死んでいません。

Chapter 2
新型コロナによる悲観的ムードはワクチンのため

大橋　今回、感染症が広まっているという話で、悲観的になっているムードがあります。放っておくと大変なことになる。この刷り込みみたいな将来予測ですよね。

細川　手口が一緒。

大橋　将来のことは誰もわからないというか、今の現状も実はよくわか

コラム６

ワクチンは有用か

　ワクチンは、人工的に病原体に対する免疫応答を作り出すことによって、感染阻止をすることを目的としている。ワクチンの必要性を考える上で、伝搬性の病原体の確認が前提となる。新型コロナに関しては、病原体の確認も、伝搬性の確認もされていない。ワクチンの話の前に、病原体の存在確認と、伝搬が実際に存在しているのかをまず確認することが必要であろう。特に無症状の人が、病原体を保有していることがあるのか、あるいは病原体を排出しているということが実際にあるのかを確認しないと、ワクチンの必要性についての議論もできないはずである。

っていない。

細川　そうですよ。がんの定義すらあやふやなんです。

大橋　今回の感染症も同じです。定義がはっきりいたしません。

ＰＣＲ陽性は、感染者でも病原性ウイルスを持っている者でもなく、病原性でないウイルスがいるというわけでもない。ただ何かの遺伝子の断片を見つけているにすぎない。

そういうことからしますと、今は特に驚くような状況ではない。

将来予測に関しても、何も悲観することはない。

何かが起これば心配しなければいけないでしょうけれど、現状、そんなに心配しなければいけないのでしょうかということです。

マスコミが随分騒いでいるようですが、もしこのマスコミ報道がなければ、誰も気にしない。何も起こっていないというようなことではないんですか。

細川　そうです。周りで死んだ人はいませんよ。

大橋　例えばインフルエンザが流行して、熱を出している人がたくさん出るとか、そんな状況もないわけでしょう。

考えてみましたら、単にマスコミが騒いでいるだけです。

それで政治が動いているというか、政治が利用しているという要素が強い。

細川　政治家はPCRも利用しています。

CT値を上げれば陽性者がふえるし、下げれば陰性者がふえるんですから、オリンピックの前にはCT値を30以下にするんじゃないですか。

大橋　そういう意味で、今の皆さんの心配は、自然の摂理に基づいたものではない。

単にマスコミと政治家がそういう形であおっているようなものです。

細川　計画的につるんでやっている。

それも世界中の政治家がやっているということですね。アメリカにおいては大統領選挙に絡めています。

そのためにこれは起こされたものだとはっきり申し上げます。

大橋　そういうような形で政治利用されている。それに気づかないといけないと思います。

これから起こることとしましては、ワクチン接種が始まります。ワクチンと言われているものが果たして効果があるかということももちろんありますが……。

細川　ない。ないどころか有害です。目的がちょっと違うということですね。

大橋　どういう目的を持っているかは、現状ではよくわからないわけですが、そもそも感染症が広まっているかどうかがわからない時点で、ワクチンの開発・導入が計画されたということからして、ある意味、ワクチンが目的で、感染症の流行の事実は後からつけられたのではないか。

細川　逆行している。いつものやつですよ。先にエビデンスありき。ワクチンを打たせるという目標設定で、5年前、もっと言うと10年前から

コラム7

ウイルスの存在の確認もできていないにもかかわらず、ワクチンを前提とした話が急速に進んできた。感染症の政治的な利用が、米国大統領選挙においても郵便投票への誘導策に利用された。また、感染症対策の政策が、政治的な争点になった。しかし、政治的な場においては、感染症の病原体の存在は自明のこととして語られる。感染症対策において、最も重要な病原体の存在確認は、どの場においても議論されることがなかった。WHO が COVID-19として、新型コロナウイルス感染症の存在を認定したことにより、その病原体とされている新型コロナウイルス SARS-CoV2の存在は、自明のものとして扱われたのである。しかし、WHO がパンデミック宣言した時点においても、新型コロナウイルスの純化は世界のだれも成功しておらず、見切り発車のような形であった。権威主義の闇が見え隠れする好例ではないだろうか。

これを計画していた。

２０１５年に、ビル・ゲイツがＴＥＤという講演会で、皆さんに公の場で堂々と言っているんですね。これからパンデミックが起こりますよと予言しているんです。

大橋　核兵器でなくて、ウイルスによって何千万人亡くなると言った。

細川　それにはワクチンが必要でしょうと。

それで何と言ったか。「私を含めて、私の家族には打ちません。先に優先的に皆様方から打ってください」。

これで拍手をもらっているんですよ。「わあ、すごい。優しい人だ。人の幸せのために、自分のことをそっちのけにするなんて」。また逆ですよ。違うんです。

ここまでバレてくると、今回は、自分には生理的食塩水を打って、打ったふりをすると思います。政治家どももそうです。

バイデンもわざと打っていますね。本物は打っておりません。

大橋　ある意味、ワクチンが目的で、感染症の流行の事実は後からつけられたのではないか。

細川　逆行している。いつものやつですよ。先にエビデンスありき。ワクチンを打たせるという目標設定で、5年前、もっと言うと10年前からこれを計画していた。

Chapter 3
コロナワクチンの本当の役割は何なのか考える必要がある

大橋　こういうワクチンを、私はワクチンとも言いませんね。謎の遺伝子注射と言います。ワクチンというのは病原体がはっきりして、それを防ぐ目的で打つものです。今回は病原体もはっきりしていませんので、「謎の組み換え遺伝子注射」というのが名称としてはふさわしいと思います。

細川　そう思います。はっきり言ってください、この時点で。予言しておいてください。

大橋　そういうものを、皆さんが打たなければいけない。これを何とか阻止しなければいけないだろうと思います。

細川　はっきり言ってくださいよ。先生しか説得力がないですよ。

大橋　こういう状態になってきたということを、皆さん自身が考えていく。

一体世の中がどこに動いていくのか、このワクチンと言っている注射が一体何のために行われるのか。

一人一人が考えていくということですね。

細川　おのおのの思考を働かせてほしい。

大橋　今起こっている社会の出来事を、日本の国内だけでなくて、海外のことについて、より詳しく皆さんが考えていくということでしょうかね。

特に今、アメリカの大統領選挙が終わりました。

しかしその行方は、依然として混沌としておりまして、いろいろなことが起こっている。

しかしながら、本当に起こっていることはわからない。軍事的なところで物事が進んでいますので、ほとんど秘密にされております。

大橋　こういうワクチンを、私はワクチンとも言いませんね。謎の遺伝子注射と言います。ワクチンというのは病原体がはっきりして、それを防ぐ目的で打つものです。今回は病原体もはっきりしていませんので、「謎の組み換え遺伝子注射」というのが名称としてはふさわしいと思います。

細川　そう思います。はっきり言ってください、この時点で。予言しておいてください。

何となく漏れ聞こえてくるようなことを考えながら、何が起こっているかを予測しなければいけません。

その行方によっては、このワクチンと言っているものの取り扱いが随分変わってくる可能性もあります。

しかし、アメリカはアメリカの国内の事情もありますし、日本では、私たち日本人が考えなければいけない問題です。

細川　日本のことをアメリカ人に考えさせちゃいけませんよね。無責任です。

大橋　世界で起こっていることですから、それぞれの国の中で、それぞれの考え方でやっていかなければいけない。

細川　主役は、我々民の側にあるんです。

大橋　考えるためには、人々がネットワークをつくっていく必要がある。

今マスコミ関係がほとんど機能不全というか、フェイクな情報を垂れ流す機関になり下がっている。

マスコミの役割はもう終わったと言ってもいいような状態ですから、マスコミのかわりになる情報をどうやって手に入れるか。

細川　自前でプラットフォームをつくりたいですね。

大橋　アメリカは、恐らく自前のプラットフォームをトランプ元大統領あたりがつくっていくとは思うんです。

細川　潰されても、潰されても、彼は根気よくつくっています。偉いですね。

大橋　そういう動きを、私たち日本人がみずからつくっていかないと改善していかないだろうと思います。

細川　横に連絡がとれないんです。プツン、プツンと切られちゃって。フェイスブックのアカウント停止を何回やられたか。1カ月停止処分です。5分ぐらいまた何か言ったら、また停止1カ月。根拠は、6年前のこの投稿がヘイトスピーチに当たりますと。

これはＡＩが勝手にやるんですよ。

6年前のことというのは田布施の話なんです。明治維新の闇のことについてよくやっていたものですから、それは反省して、そこから6年間、僕は一言も言ってないんです。

なのに6年前のことをネタに、フェイスブックのグーグルのAIが僕をゆすってくるんですよ。

大橋　ソーシャルメディアも今、制限をかけるという形で言論統制を図っているということですね。

細川　恐ろしいですね。AIが判断するんですって。

大橋　そういう意味では、私たちは、私たちのこれからの社会を考えていかなきゃいけないわけです。

大橋　マスコミの役割はもう終わったと言ってもいいような状態ですから、マスコミのかわりになる情報をどうやって手に入れるか。

細川　自前でプラットフォームをつくりたいですね。

大橋　アメリカは、恐らく自前のプラットフォームをトランプ元大統領あたりがつくっていくとは思うんです。

細川　6年前のことをネタに、フェイスブックのグーグルのAIが僕をゆすってくるんですよ。

大橋　ソーシャルメディアも今、制限をかけるという形で言論統制を図っているということですね。

細川　恐ろしいですね。AIが判断するんですって。

Chapter 4 ワクチンは完全管理社会を目指すためのプロパガンダ!?

大橋　例えば、ウイルスの問題というのは、自然の摂理で克服されていくはずなんです。

細川　過去、そうでしたよ。

大橋　しかし、人がつくり出したものについては、勝手に改善していくという保証がない。

ワクチンというのは、自然の摂理でできてきたものではありません。誰かが何らかの目的でつくり出して、世界の人に注射しようというわけです。

細川　まず大目的はそこにあったんだと思います。

そのためのプロパガンダであり、プランでありということで、さかのぼってきてください。10年前に発想があって、5年前に実行にほぼ移していて、そして今回結果が出ているわけです。

大橋　一般的に言いますと、これはいわゆる左翼的なプランの実行の仕方ということになるわけです。

先に何年先の目標をつくりまして、さかのぼってプランをつくっていく。年次計画ですね。

今、ムーンショット計画というのがあります。

これは内閣府のホームページに出ていますが、2050年度の計画と、2030年度のものがあります。

その中間的なところも多分あるんだと思います。それは計画経済とよく似たところがあります。

恐らく今のコロナ騒動もその中に組み込まれていると感じるわけです。

細川　共産党というと、ロシアとか中国をイメージされるでしょうけども、アメリカがまさに、既に完成されたそういう国なんです。

大橋　ワクチンというのは、自然の摂理でできてきたものではありません。

　誰かが何らかの目的でつくり出して、世界の人に注射しようというわけです。

細川　まず大目的はそこにあったんだと思います。

　そのためのプロパガンダであり、プランでありということで、さかのぼってきてください。10年前に発想があって、5年前に実行にほぼ移していて、そして今回結果が出ているわけです。

大橋　大統領選挙が混乱したというのもそこにあります。

アメリカをどういうふうに持っていくんだというような勢力が台頭して、よくない試みをいろいろやってきたというところがありますね。

同じようなことが日本でも起こっている。

例えばマスコミの報道の仕方を見ても、非常によく似ているので、基本的にアメリカで起こっていることは日本でも起こっているし、世界で起こっているということです。

何が行われようとしているのかを見た上で、ワクチンはその一環であり、感染症はその口実にすぎないという見方が非常に大事になってきます。

私たちはその本質を見抜く力を、人々がコミュニケーションをとることによって共有する。

それをやっていかないと、こういう自然の摂理に基づかないものは、放っておくとだんだん悪くなっていく可能性がある。

自然の摂理に基づくものは、放っておいても自然に解決してくれる。自然の免疫力で、感染症でしたら放っておいてもよくなっていくわけです。

細川　地球の自己治癒力ですね。

大橋　ですから、ここでワクチンに飛びつく必要性はどこにもない。ワクチンが本当に問題ないということが証明されない限り、非常に不自然な形で国民全員に接種するとか、あるいはマイナンバーカードの制度とリンクさせるとか、こういうふうになってきますと……。

細川　マイクロチップの埋め込み、完全管理社会を目指していますね。ワクチンはそのアイテムの一つにすぎません。ありとあらゆる手を使って人間牧場といいますか、それを目指しています。

大橋　そういうふうな管理社会を目指している中で、ワクチンが計画されている。

ワクチンとは名ばかりのものであって、本当の役割は何なのか。これは想像するしかないわけですが、その一環に乗っていると考えるのが自然なことでしょう。

そのなかで皆さんにワクチンが必要だと思わせるように、マスコミがプロパガンダを流している。

細川　そうです、グルです。飼い主は同じです。

大橋　感染症が広まっていると皆さんに印象づけて、ワクチンしか救う道はないという解決策を示しているわけですが、果たしてこれは正しいでしょうか。

それを皆さんが考えていく社会ができないと、放っておくとだんだん悪くなっていく可能性がある。

私たちは、自分たちが今置かれている状況がどのようなものであるか、世界がどのように動いていくか、しっかりと見なければいけないでしょう。

大橋　感染症が広まっていると皆さんに印象づけて、ワクチンしか救う道はないという解決策を示しているわけですが、果たしてこれは正しいでしょうか。

それを皆さんが考えていく社会ができないと、放っておくとだんだん悪くなっていく可能性がある。

テラヘルツ波健康ネックレス
「ナチュレビューティー・リカバリーネックレス」

商品価格：各20,900円（税込）

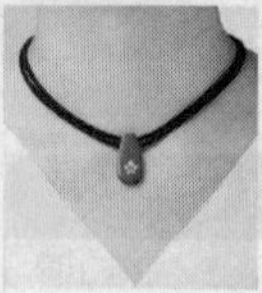

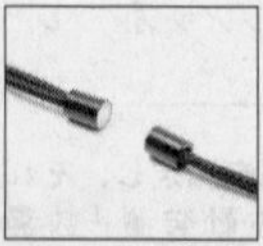

簡単なワンタッチ着脱。

大人気「ナチュレビューティーシリーズ」に、首回り、肩こり、冷えや痛みのリリースに最適な「リカバリーネックレス」が登場。素材は、ホタテ貝の焼成パウダーと炭から出るマイナスイオンと調湿力を混合した水溶液「エコタン水」と、パワースポットである宮崎県高千穂山系の石で遠赤外線を放射する「天照石」の粉末。これらを純シリコンに練り込み、組紐を形成。さらに「テラヘルツ」の効果を発揮する「テラウェーブ加工」を施しました。「テラヘルツ波」は透過性・浸透性が高く、波動が体内に伝わることで共鳴反応が起こり、体を活性化させます。首は、肩こりや背中のこりにも繋がる人体の重要なポイント。長時間着けていることができるネックレスタイプなので、日常生活に溶け込み、快適な動きをサポートします。

カラー：ブラック、シルバー／サイズ（組紐の長さ）：50㎝／素材：[TOP 部分] アルミニウム、[組紐部分] 純シリコン、天照石粉末、エコタン水／男女兼用／テラウェーブ加工済／日本製

氣力シール

商品価格：陰陽10枚 3,300円（税込）／あうわ１枚 1,650円（税込）／
つぼ１枚 1,100円（税込）

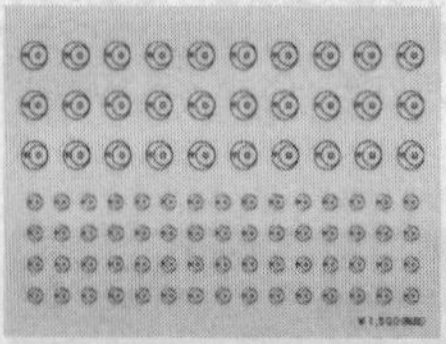

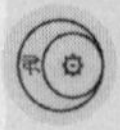

陰陽

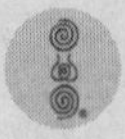

あうわ

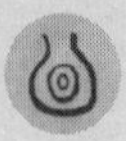

つぼ

古代日本に花咲いた神代文字の文化に見られるように、この国には言霊の力を健康維持や不調の回復に用いてきた特有の歴史があります。そこで、この時代の言霊のパワーを現代にもお手軽に活用できるようシールにしました。貼るだけの微小な刺激でも指圧の代用になり、不調を感じる部位に貼るだけで効果が期待できます。神の座席図を表すとされるヲシテ文字の「フトマニ方陣円」の中心となる文字からとった「あうわ」「つぼ」、中国の易学で使われる陰陽思想を基に独自開発されたオリジナルマークの「陰陽」、計３種類をご用意しました。開発はメディアでも活躍する生薬や微小循環の研究者で、気功にも精通している森昌夫先生。先生のご厚意により、ヒカルランドパーク特別価格でのご提供となります。

共通サイズ：15.8㎜×10.8㎜

mytel（マイテル）

商品価格：66,000円（税込）

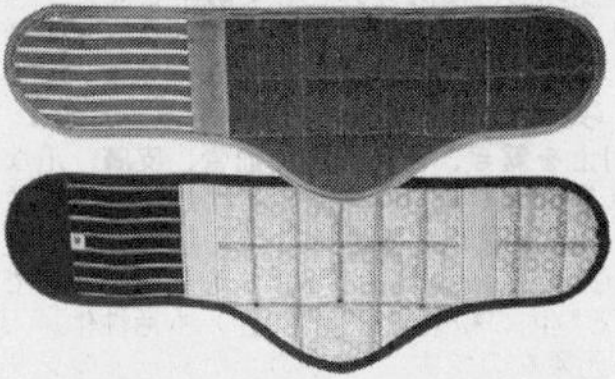

保温作用に優れ遠赤外線を放出する特殊繊維「サーモマックス」。30種の鉱石を配合した「気石プリント」。足首に巻くだけでこの2つの特殊技術が作用し、全身のめぐりやバランスに欠かせない働きを担う足首の経絡に良い気を与え、筋肉をほぐし、痛みやコリを緩和。小顔効果やウエストの引き締めといった効果も期待できます。

サイズ：385×125㎜（最大部）／材質：[外側（パイル地）] ナイロン100% [内側（プリント部）] 綿100%、気石プリント [中綿] サーモマックス樹脂綿 [ゴム] ナイロン35%、エステル53%、ポリウレタン12% [滑り止めテープ] 天然ゴム100%、ポリエステル100% [面ファスナー] ナイロン100%

mytel（マイテル）をご購入の際はヒカルランドパークまで、お電話ください。
インターネットによる販売はお受けできませんので、ご了承ください。

シンセラミック

商品価格：4,400円（税込）

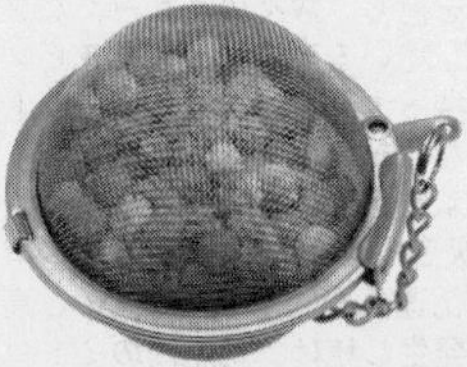

波動研究家の山梨浩利さんが開発した、水や油を改質する機能性セラミック「シンセラミック」。この「シンセラミック」で処理した水は、優れた「水和力」（なじむ力）「学習能力」を持つ「生体水」へと質が変換されます。この水を日常的に取り入れることで、生体のバランスが整えられるようになるでしょう。コーヒーを淹れる際や、炊飯・お料理に。また、ペットや植物に与えるお水、お掃除や加湿器になど、幅広くお使いいただけます。料理の美味しさ、お肌や髪の調子、ペットの毛ヅヤや臭い、植物の健康などに貢献し、あらゆる生体の調子を整えて波動レベルがイキイキと高まるでしょう。

サイズ：直径約53㎜／重量：約50g（ステンレスボールを含む）／原材料：機能性セラミック、ステンレス／使用方法：ご使用の前に「シンセラミック」を流水で軽く洗ってください。1Lの水に対して「シンセラミック」を1つ入れ、3時間ほど置いてからお使いください。※「シンセラミック」はステンレスボールから出さずにお使いください。

シリカエナジー

商品価格：50mℓ 4,320円（税込）／500mℓ 43,200円（税込）

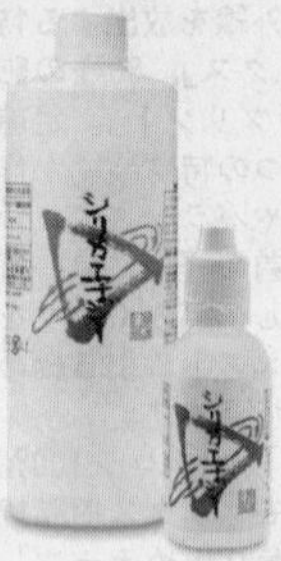

水晶に炭を加えて高温加熱し、炭酸ガスとして酸素と炭素を逃がして生成されたシリカを、九州屈指のパワースポット高千穂の麓、霧島神宮付近の地下144m から汲み上げた「始元水」の中で天然熟成させてつくられた、エネルギーの高いシリカ水です。シリカは人体の組織同士を繋ぎ、骨や臓器、血管、皮膚、爪など多くの部位に含まれる必須ミネラル。体の若々しさである柔軟性・弾力性にもかかわり、欠乏すると体は酸化し免疫力も低下してしまいます。さらに、シリカはメラトニンを分泌するので、体内時計を調整している脳内の松果体（第3の目）も活性化。人間にとって欠かせない元素なのです。「シリカエナジー」のシリカは、超細粒子化されているため浸透力が抜群に良く、濃度も5760mg／L。無色透明で無味無臭なので、お水のほかコーヒーやスープに少量入れたり、お料理や炊飯の際にも加えることができます。

名称：水溶性珪素含有食品／栄養成分表示（1000mlあたり）：シリカ（水溶性珪素）5760mg、カリウムイオン403.0mg、サルフェート38.4mg、カルシウムイオン32.6mg、ナトリウムイオン14.8mg、マグネシウムイオン7.0mg（試験依頼先：社団法人鹿児島県薬剤師会試験センター）／使用目安：コップ1杯（200cc）に対し、5～10滴を飲料水に入れて1日4回以上を目安にお召し上がりください。

ハイパフォーマンス水素カルシウムサプリ

商品価格：15,000円（税込）

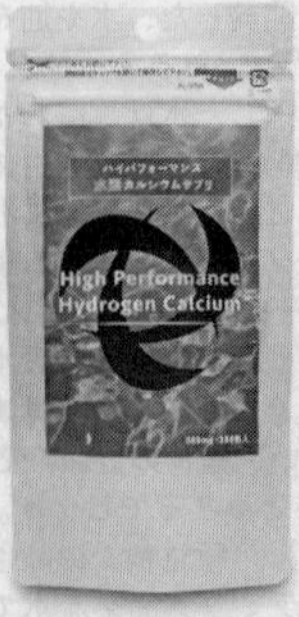

ソマチッドの魔術師の異名を持ち、数々のユニークなソマチッド製品を世に送り出している、施術家・セラピストの勢能幸太郎氏が自信を持って発表したサプリメント。体内環境の最適化に欠かせない超微小生命体・ソマチッドと善玉カルシウムをたっぷりと含んだ北海道八雲町産「八雲の風化貝」に水素を吸蔵させたこのサプリは、溶存水素量最大1565ppb、酸化還元電位最大−588V と高濃度の水素を長時間体内で発生し続け、細胞内のミトコンドリアでエネルギーを産生する水素が持つ働きをソマチッドが補完し、その相乗効果により効率的に体を元気にします。太古の叡智が詰まったソマチッド＋カルシウムと水素の共演による超パワーで、丈夫でイキイキ、若々しい体づくりをサポートします。

内容量：180粒／原材料：水素吸蔵カルシウム（国内製造）、パパイヤ抽出物、米麹粉末／貝カルシウム、ショ糖脂肪酸エステル／使用目安：1日6粒（朝晩3粒ずつ摂るのが理想的です）

Part 6

マスコミはここまで人の頭を支配する道具になった!?

Chapter 1

良識ある医師の声を集約するには

大橋　先生にちょっとお伺いしたいんですけども、例えば開業医の方が、これはおかしいぞと気づいたときに、おかしいと声を上げるということは非常に難しい状況にあるんじゃないかなと思うんですね。

細川　もちろんです。日本医師会、そして各地の地区医師会の中で、声は上げられません。いわゆる組織ごとにやることはできない。

私も含めて、一人一人がポツポツしゃべっているだけです。

組織ぐるみで一緒になって声を上げようという機運にないんです。おっしゃったように学者の世界、大学教師の世界も、結局予算があって、学長がいて、教授会があって、言うな、言うなとなっちゃうものですから、ダメです。同じです。

大橋　医師の方々も、どこかの医師会に属するとか、あるいは学会に属するとか、いろいろな医学系の組織に取り込まれている。あるいは保険診療をされているお医者さんでしたら、保険医療のところに取り込まれている。

いろいろなところに影響が出てくるということですね。

細川　しがらみ、引き、突っ張りがございまして、言えないんです。家族の中でも言いづらいところがあって、夫婦バラバラ、きょうだいバラバラ、親子バラバラ、全部ユビキタス。

バラバラにして、全体主義というか、統制主義というか、政治がそうなっています。

したがって我々の各業界団体も、口封じですね。黙って従うしかない。要らぬことを言うな、本当のことを言うんじゃないと、まあひどいものです。

幽霊の正体見たり枯れ尾花。本当に見たことないんですよ。専門家たちもそう言っているんですけど、声が届かない。使ってもらえる学者はメンツが一緒で、数えるほどしかいないから。

大橋　テレビに出て今のフェイクニュースに加わろうという方は、恐らくそんなに多くはない。だから使い回しのような状態にならざるを得ない。

ですから、多くの良識のあるお医者さんの方々に、いかにして声を出していただくシステムをつくれるか。

いろいろな影響が出るので、表に顔を出すのは難しいと思いますが、何らかの形でお医者さんの意見を集約するシステムが必要じゃないかなという気がします。

細川　おっしゃるとおりです。

大橋　この感染症が広がっていて、マスクをしないと危ないのではないかと、恐れていらっしゃる一般の方が大変多くいらっしゃる。

お医者さんがどういうふうに思っておられるかはすごく影響があるこ

とですので、お医者さんがおかしいと気づいているということを、一般の人にわかっていただくようなシステムを考えていかなければいけない。

それが今の私たちの課題かなと思っているわけです。

細川　どうしたらいいですかね。

――　SNS上では、ちょっと声が集まりつつありますよね。

そういった声を私は動画で集めたい。だから大橋先生の人脈といいますか、良識のあるお医者様方を紹介していただいて、どれだけでも私は足を運んで取材したいなと思っているぐらいです。マスコミはもう当てにならないわけですから、SNSでやるしかないでしょう。


細川　自主独立放送をやるしかないですね。

コマーシャルと関係ない、スポンサー関係ない放送。お金目的で私たちはやっておりません。一銭にもなりませんよ。

でも、それこそが本当の主権なんですね。

依存していたらダメです。言いたいことも言えなくなります。

大橋　テレビに出て今のフェイクニュースに加わろうという方は、恐らくそんなに多くはない。だから使い回しのような状態にならざるを得ない。

ですから、多くの良識のあるお医者さんの方々に、いかにして声を出していただくシステムをつくれるか。

何らかの形でお医者さんの意見を集約するシステムが必要じゃないかなという気がします。

細川　おっしゃるとおりです。

大橋　お医者さんが、どうやって自由に自分の意見を言えるような発信の仕方ができるんだろうかということでしょうかね。

動画で発信するのは非常にリアルでわかりやすいとは思いますが、それと少し形を変えたやり方も、考えていかなければいけない面もあるでしょう。いろいろな形で発信していく。

あるいはネットワークですよね。

今この感染症ということで、人と人との関係が分断されています。何か発言すると、それを封じようというような動きもあります。

何で封じなければいけないんでしょうかということですよね。

今、本当に必要なのは真実を知ることです。

私の仕事もそういう真実を明らかにすることです。

それに対して封じるということは、一体どういうことでしょうか。

明らかにフェイクであることがバレると困るから、封じようとする人が出てくるんだろうとしか思えない。理由がないんですよ。

大統領選挙も同じで、不正があったとか言い出すと、それが封じられる運命にある。

ですから、非常によく似ています。

どちらも本当の姿はどういうものであるかが大事であって、今はそれをゆがめた形でマスコミで報道されていることが問題なんです。ここに気づかないと、いつまでたっても終わらないわけです。

細川　永遠に続きますよ。

Chapter 2
マスコミの役割は真実を伝えること

大橋　マスコミの役割は真実を伝えることです。
そのマスコミがおかしな方向に走っていることが、ある意味、今の社会の一番の問題です。

細川　悪循環になっていますね。

政治家も、国民がどっちを向いているかを非常に気にしているわけです。

お菓子を食べながらテレビを見ているおじいちゃん、おばあちゃん、子どもたちの動向に合わせないと票が取れません。

大橋　私たちは、政治家は時としてウソをつくだろうと、何となく感じていたわけです。

細川　今度は、はっきりしましたね。

大橋　もちろんはっきりしているわけですが、例えばテレビは、さすがにそこまではないだろうと。

一般の方は、政治家はひょっとしたらウソをつくだろう。

しかしマスコミは、事実を伝えているから、私たちの味方であろうという印象を持っていたと思います。

細川　これでひっくり返りましたね。

――スポンサーの味方でしょうね。

大橋　スポンサーのつく民放は、スポンサーの味方だろうというのはありますよね。

細川　まさか公共放送まで。

大橋　公共放送は受信料を徴収しているし、絶対に国民の知りたいことをリアルに伝えてくれるはずであると思っているわけですね。

ところが、今のコロナの話も大統領選挙の話も同じですけれども、民放もＮＨＫも論調は変わらない。

ＮＨＫでもこう言っているからと、信じている一般の方が非常に多い。おじいちゃん、おばあちゃんだけでなくて、若い人もよく似た形です。公共放送の役割は非常に大きいということが、今回のことがあってよくわかった。

ここまで人の頭を支配する道具になっているということですね。いかに私たちはマスコミに影響される存在か。

大橋　私たちは、政治家は時としてウソをつくだろうと、何となく感じていたわけです。

細川　今度は、はっきりしましたね。

大橋　一般の方は、政治家はひょっとしたらウソをつくだろう。

　しかしマスコミは、事実を伝えているから、私たちの味方であろうという印象を持っていたと思います。

細川　これでひっくり返りましたね。

逆に言うと、これを押さえれば人をコントロールできるということになります。

細川　なりますね。政治家さえ、それで動くんだもの。

大橋　政治家も司法もそうです。

細川　国会、内閣、裁判所、マスメディアは第四の権力と僕たちは思っていました。

全部一緒くたに日米合同委員会。世界支配層の言うとおりにやるようになっちゃった。

僕たち庶民はどこを頼ったらいいのでしょうか。何を信じたらいいのでしょう。

大橋　マスコミというものが、ここまで人を支配する道具であるということが実証的にわかったという意味では、これから私たちが何をしなければいけないのかがわかってきた。

細川　おのずとわかってきますね。頼ってもダメだということです。

大橋　もちろんそうなんですけども、ここが腐敗したら、世界が腐敗するということがわかった。

ですから今、私たちは何をしなければいけないか。

ある意味、一つの目標ができたのかもしれない。

Chapter 3
感染症「2類指定」の問題点

細川　まず、ズバリ言いましょう。

2類という感染症指定から、5類に落とすことです。インフルエンザと同じだから当たり前です。

2類はペストですよ。あんな恐ろしい、あのころだったらすぐ死ぬというようなペストと同じですか。

今は、肺ペストは特効薬がありますけどね。2類の状況で、こうしな

大橋　マスコミというものが、ここまで人を支配する道具であるということが実証的にわかったという意味では、これから私たちが何をしなければいけないのかがわかってきた。

ここが腐敗したら、世界が腐敗するということがわかった。

ですから今、私たちは何をしなければいけないか。

ある意味、一つの目標ができたのかもしれない。

さい、ああしなさい、こうしましょうとやっているんです。

それをやったのは去年の4月、5月です。

3月末まで、衆議院議員も参議院議員も、マスクは風邪を引いている人以外は98〜99％していませんでした。

それがなぜか4月4日が明けてから、みんなしましたね。そして与党ともに、早く2類指定すべきだと言いました。

そして、東大教授で先端研の児玉龍彦先生が国会で、最後に質疑応答のときに引っ張り出されてきて、ああだこうだと言ったんです。

結構9割方本当のことを言うんですけど、最後は、ＰＣＲを面として広げて、何千万人でもボンボンやるべきなんだと、ＰＣＲ、ＰＣＲ、ＰＣＲと叫んだ。

精密診断かな、精密という言い方をするんですよね。

大橋　抗体の精密検査ですね。

細川　精密、精密、精密と言うので、みんなだまされて、やっぱりＰＣ

細川　まず、ズバリ言いましょう。

2類という感染症指定から、5類に落とすことです。

2類はペストですよ。あんな恐ろしい、あのころだったらすぐ死ぬというようなペストと同じですか。

今は、肺ペストは特効薬がありますけどね。2類の状況で、こうしなさい、ああしなさい、こうしましょうとやっているんです。

Rはすごいんだと。

この先生は、今から10年前、2011年3・11のときの福島原発の崩壊のときに、放射能がすごいんですよ、放射性物質が降り積もっているんですよ、どんどん避難しましょうと言った方です。

政府はさしあたって健康に問題ないと言ったが、大変なことになると思うと政府を批判したんです。衆議院の厚生労働委員会でのこの発言で、みんなワーッとなった。私もその一人です。

その信用性があったものですから、今回、国会の参考人質疑に来て、PCRはいいものだという最後の刷り込みをした。

大橋　実は2類か5類かというのが、今回の騒動の一番のポイントなのかもしれません。

2類ですと、届出という義務が課され、届出の様式が政令で決まっています。

ここが一番のポイントでして、どういう診断で届出をするということが、文章で全部書かれているんです。

今回、病原体検査とともに遺伝子の検査で届け出るということが書かれていまして、遺伝子検査の詳細が書かれていない。

例えば今回ですと、遺伝子増幅（ＰＣＲ）で陽性であれば、届け出なければならないということになるんです。

本当は、ＰＣＲが正しいかどうかということが問題になるんですが、その問題を検討しない状態で、ＰＣＲ陽性であれば届け出る。ということは感染者になるんです。

多くの方が、なぜＰＣＲ陽性者が感染者になるんだ、おかしいと言われているんですが、ＰＣＲ陽性者が感染者になる仕組みがこの2類というところにあります。

この政令の条文を読まないと、その仕組みがわからない。

今、無症状の人が感染者と言われているのは、2類の指定感染症になっているからつくれるんです。

大橋　実は2類か5類かというのが、今回の騒動の一番のポイントなのかもしれません。

2類ですと、届出という義務が課され、届出の様式が政令で決まっています。

ここが一番のポイントでして、どういう診断で届出をするということが、文章で全部書かれているんです。

自動的につくれるように仕組みとしてなっているんです。

細川　去年の4月、5月に、法律をそのように変えた。これを指定してしまったということは、国会に大きな責任があるんです。

国会議員の皆さん、しっかりしろよ、与野党ともに。

大橋　2類から5類にすると、この騒動は終わってしまうんです。あっさりと終わることになる。

細川　経済復活まっしぐらになります。今このままいったら、日本人は私も含めて貧困化一直線、まっしぐらですよ。

――2類か5類かで、ベッド数、医療崩壊との関係もあるんでしょう？

細川　感染症指定病院に、例えば10床あるとしましょう。10床埋まって、1人退院して9床になる。これをパーセンテージで言大橋　2類から5類にすると、この騒動は終わってしまうんです。

あっさりと終わることになる。

細川　経済復活まっしぐらになります。

今このままいったら、日本人は私も含めて貧困化一直線、まっしぐらですよ。

いますから、90％が埋まっていますとなる。

そうするとアレーッとなるじゃないですか。ほかのベッドは使えないんですよ。

そうすると、もうあと1人でいっぱいですよとなる。

もともとこれしかないんだから、パーセンテージで言われたら、みんなビビりまくるわけです。ほかのベッドはガランガランという状態になるんですね。だってそこには入れられないんだから。

ほかの病気の人、心筋梗塞、脳卒中、リウマチで痛い思いをしている人もいる。

がんの患者は年間40万人、1日1000人以上死んでいる。

今度の新コロナは、約1年でたったの4000人ですよ。

がんは毎日1000人、1200人です。これもがんで死んでいるのではなくて、治療で死んでいるだけですけどね。

診断から治療まで、いかさま八百長がん医療ですけども、それはおい

細川　感染症指定病院に、例えば8床あるとしましょう。

8床埋まって、1人退院して7床になる。これをパーセンテージで言いますから、98%が埋まっていますとなる。

もともとこれしかないんだから、パーセンテージで言われたら、みんなビビりまくるわけです。ほかのベッドはガランガランという状態になるんですね。だってそこには入れられないんだから。

ておいても、その人たちが病院に入れないんです。埋まっちゃっているから。

大橋　5類になりましたら、別に入院する必要はないので、医療崩壊なんて起こりようがないわけです。

細川　インフルエンザは、みんな家で2～3日寝て終わりでしょう。マスクもせずに外を歩いていた。その100分の1の死亡率なんですよ。

大橋　2類にしておくことが、今回のポイントです。これで無症状の人、健康といってもいい人を入院させてしまう。これで医療崩壊を起こすような仕組みになっている。ここを基本的な問題点として議論しないといけなかったはずです。

細川　それを国会も2カ月近く閉めてしまった。菅首相、はっきりしなさいよ。麻生財務大臣、しっかりしろと言いたい。

大橋　今、専門家分科会の中で議論されているので、議論の中身がオー

細川　ほかの病気の人、心筋梗塞、脳卒中、リウマチで痛い思いをしている人もいる。

がんの患者は年間40万人、1日1000人以上死んでいる。

今度の新コロナは、約1年でたったの4000人ですよ。

がんは毎日1000人、1200人です。これもがんで死んでいるのではなくて、治療で死んでいるだけですけどね。

診断から治療まで、いかさま八百長がん医療ですけども、それはおいておいても、その人たちが病院に入れないんです。

プンにならないんですよね。どういうことが議論されたのか、明らかになっていません。

細川　政治家は学者のせいにしている。御用学者ね。

専門家の尾身先生も100年前の公衆衛生をやっているようなレベルではだめです。しっかり頭を使ってください。忖度《そんたく》して尻尾を振っている場合じゃありません。

大橋　2類のまま置いておくのは、よくわからない感染症だからと尾身先生は説明されていましたね。

よくわからないというのは、よく調べてないからわからないというだけで、調べたらすぐわかる話です。

細川　ないんですよ、幽霊なんですよ。幽霊には足がないんです。

私は見ましたという学者が武漢で出た、ハーバード、ジョンズ・ホプキンスで出たか知らぬけど、はっきり言って捏造《ねつぞう》論文なんです。

細川　インフルエンザは、みんな家で2~3日寝て終わりでしょう。

　マスクもせずに外を歩いていた。その100分の1の死亡率なんですよ。

大橋　2類にしておくことが、今回のポイントです。

　これで無症状の人、健康といってもいい人を入院させてしまう。

　これで医療崩壊を起こすような仕組みになっている。

Part 7

「謎の遺伝子」を国民全員に打つということ!?

Chapter 1
ワクチンと電磁波の影響

大橋 私たちはテレビの映像で、武漢の悲惨な光景を見ましたが、そもそも共産圏の国で、あんな映像を出すでしょうかということですよね。

細川 はっきり申しましょう。あれは電磁波です。

ファーウェイが3年前、武漢をスマートシティに指定して、各ビル、道、町、10メートルおきにマンホールの下、上、10メートル規模の低層のビルに、特殊なアンテナがあります。

日本ももう張られたんですよ。あとはNTTがガチャッと4Gから5Gに変えるだけで、武漢と同じ状況になります。

だからスマートシティ法案も成立しましたね。

電磁波まみれの町を歩いて、しかもワクチンの中に重金属が入っている。

なぜかというと、電磁波と連動しますからね。

アルミニウム、水銀、鉛、ほかいろいろな添加物、保存料が入っています。

保存料に重金属が入っている。不整脈を起こすわけですよ。

だから若者が歩道を歩きながら突然、バタッと倒れたり、いろいろあった。それは武漢の特殊性です。

1300万人があの市にはいるんです。大阪府の人口が650万人ですから、ちょうどその倍です。70階建てのビルが何百本とあります。大都市です。スマートシティですから、全て5G、下手したらアフター5G、6G。そのぐらい電磁波まみれの町々です。

そこで毎年、共産圏ですから強制的にワクチンが打たれている。

その保存料に重金属が入っている。不整脈死するし、肺の血栓症でバリッと破れる。

大橋　私たちはテレビの映像で、武漢の悲惨な光景を見ましたが、そもそも共産圏の国で、あんな映像を出すでしょうかということですよね。

細川　はっきり申しましょう。あれは電磁波です。

日本ももう張られたんですよ。あとはNTTがガチャッと4Gから5Gに変えるだけで、武漢と同じ状況になります。

呼吸器につないだら、思いっきり陽圧でダーンダーンとやりますからね。気管切開して強制的に送り込むから、若い人でもバリッと破れます。私はＤＩＣ（disseminated intravascular coagulation）の状態だと思っているんです。

要するに血管内凝固症候群です。血小板が凝集してしまう。そうすると肺動脈をやられますから、呼吸循環不全になって、そして死んでいく。年寄りで薬をいっぱい飲んでいる薬バカ、病院大好きばあちゃん、じいちゃん、若者、向精神薬を飲んでいるブラブラ遊んでいるやつ、診断から治療まで、全くウソっぱちです。日本精神神経学会もしっかりしなさい。利権やっている場合じゃないんですよ。

そこでクラスターが出てくる。また意味のわからない片仮名言葉を使うんじゃないよ、政治家も学者も。

さっき言った東大先端研の児玉先生が言い出した言葉が「エピセンタ

細川　電磁波まみれの町を歩いて、しかもワクチンの中に重金属が入っている。

なぜかというと、電磁波と連動しますからね。

アルミニウム、水銀、鉛、ほかいろいろな添加物、保存料が入っています。

保存料に重金属が入っている。不整脈を起こすわけですよ。

ー」。震源地という意味の地震用語です。「ここがエピセンターになっておりまして、新宿区歌舞伎町のエピセンターを潰していかなくてはいけない」。

と言って、もっと潰しにかかっているわけです。地価が大下がり。都が買ってIR、カジノにしようと。歌舞伎町をばくち場にする気なんでしょう。本当にひどい。

大橋　血栓ができるということで間質性肺炎が問題になりましたね。ドイツのハンブルクで解剖している例がありました。血栓ができて、間質性肺炎を起こしている。

血栓がどうしてできるかがわからない。ウイルスで血栓ができるということは、可能性としてはあるかもしれませんけど、多分違いますね。

PCR検査で、病変部位からどれくらいの遺伝子のコピー数があるかを調べているわけですが、大体1細胞当たり数個のレベルです。

それで病変が起こるだろうかと思いますね。

今回のワクチンに関して言いますと、水銀は使っておりません。というのは、今までのワクチンはたんぱく質が入っていて、保存料として水銀を使っているわけですが、今回は遺伝子ベースです。特にmRNAですから保存料として水銀は使えません。いい保存料がないものですから、仕方なくといいますか、マイナス70度で保存せざるを得ないということになっています。

細川　これはもっと恐ろしいことですよ。

Chapter 2
遺伝子組み換えワクチンの問題点

大橋　保存料の問題よりは、今回、組み換え遺伝子を注射することで、一体どんなことが起こるのでしょうか。私たちは知ることができないんです。

細川　これは人体実験です。

大橋　人体実験で、やってみないとわからない。

これから、ワクチンと称する謎の遺伝子を、みんなが注射しなければいけない時代になろうとしている。

この感染症は、あるかないかわからない。

それを理由にして、謎の遺伝子を国民全員に打つ。これで何が起こるのでしょうか。

やってみなければわからないというこのおかしさに、多くの方に気づいていただかないとどうしようもない。

細川　みんながやってみてくださいと、腕を差し出している状況です。情けないですね。

大橋　それをマスコミがあおって、先導役をして、この感染症の対策にはワクチンがどうしても欠かせませんとか、あるいは、オリンピックの開催も、ワクチンができれば大丈夫とか、そういう非常におかしな形になっている。

そもそもワクチンというのは、病原体の侵入を抑えるところで働かないといけない。

気道感染するウイルスの例を考えますと、ウイルスが侵入する場所は、粘膜の上皮細胞なんですね。

粘膜の上皮細胞に抗体が作用するかというと、粘液内に分泌される抗体といいますと、IgA抗体というのがあります。

筋肉内に何かを打ってIgA抗体をつくれるかというと、今までそんな成功例はないんです。

細川　あるいは皮下でもね。

大橋　皮下でもないです。今回は、それも調べてない。

当然ながら、IgA抗体はできないはずです。

筋肉内に何かを打って、粘膜のところに侵入阻止ができるような免疫系がつくれるかというと、何ら保証もないし、やったこともない。

大橋　保存料の問題よりは、今回、組み換え遺伝子を注射することで、一体どんなことが起こるのでしょうか。

　私たちは知ることができないんです。

細川　これは人体実験です。

大橋　人体実験で、やってみないとわからない。

　これから、ワクチンと称する謎の遺伝子を、みんなが注射しなければいけない時代になろうとしている。

細川 効かないことが実証されていると、私、はっきり申し上げます。
全てのワクチンにおいて。

大橋 そういう意味では、そもそもデザインとして、病原体の侵入のところを阻止するためには、筋肉内の注射ではダメだということですね。
粘膜のところで阻止する、粘膜免疫を惹起するためには、粘膜から刺激する。
粘膜内に存在するリンパ球は非常に多いわけです。特に小腸に存在する免疫系は、体全体の免疫系の7割、8割と言われています。
私たちの体を守る仕組みは、むしろ粘膜系にあるんです。

細川 小腸粘膜が大きいですね。

大橋 そうです。そこを防御するためのリンパ球というのは、私たちの血液系のリンパ球とは違うリンパ球です。
そもそも由来も違う。より古いんです。だから基本的な免疫系はそこから来ている。

大橋　ウイルスが侵入する場所は、粘膜の上皮細胞なんですね。

粘膜の上皮細胞に抗体が作用するかというと、粘液内に分泌される抗体といいますと、IgA抗体というのがあります。

筋肉内に何かを打ってIgA抗体をつくれるかというと、今までそんな成功例はないんです。

細川　あるいは皮下でもね。

大橋　皮下でもないです。今回は、それも調べてない。

何ら保証もないし、やったこともない。

細川 大昔からあるわけですね。

大橋 その免疫系を惹起するためには、筋肉内注射というシステムは、ある意味、ほとんど無効と考えてもいいわけです。

注射というと、私たちは筋肉内に注射するというイメージでしょう。これがそもそも間違いなんです。

細川 あるいは血管内に入れる。

大橋 そういうイメージですよね。

天然痘の生ワクチンの場合は、皮膚の上に傷をつけて塗る。そういう形で表皮の下にある基底膜の上に浅くやりました。

そこに生きている病原体のような形で、わざと表皮に感染モデルをつくる。

それで免疫系を刺激するから、そこから入ってくる病原体を阻止できるわけです。

基底膜という表皮の下にある層の上と下で、全く免疫系が違う。

大橋　そういう意味では、そもそもデザインとして、病原体の侵入のところを阻止するためには、筋肉内の注射ではダメだということですね。
　私たちの体を守る仕組みは、むしろ粘膜系にあるんです。

細川　小腸粘膜が大きいですね。

大橋　そうです。そこを防御するためのリンパ球というのは、私たちの血液系のリンパ球とは違うリンパ球です。
　基本的な免疫系はそこから来ている。

普通、病原体は外から来ます。いきなり中から来るわけがない。外から防ぐためには、外で刺激をするようなシステムをつくらなければいけない。

粘膜系でしたら、常に粘膜を刺激するような形でやれば、阻止できる免疫系を誘導できるかもしれませんけど、注射で筋肉内にピュッと入れて、できるわけがないんです。

原理的にそういうことが言えます。

今回、ワクチンを幾ら遺伝子工学でつくったところで、原理は同じなんです。

細川 第一次の伝搬で、もう既に集団免疫ができました。習近平を国賓として呼びたかった。去年の7月にオリンピックをやりたかった。

そういう政治的思惑が案外功を奏しましたね。中国人をどんどん入れましたから、去年の2月、札幌大通りの雪まつりの会場に、中国人が何千人と来ていました。

2月の京都市市長選挙のときにも、京都には観光客、買い物客が中国から雪崩を打ったように来ていました。

それで集団免疫ができたわけです。新型コロナとやらがあったとしても、初期のあのときのことがよかった。

そう思っていたら、ワクチンをまた集団的にやりましょうと。

バカなことをやるなと言うんですよ。

大橋　ワクチンで何とかしようというよりは、集団免疫で何とかしようというほうが安全ですね。

細川　自然免疫と獲得免疫、この両方。

そして先生がおっしゃった、小腸を大事にしなければいけない。

お腹、へそ周りを冷やしてはいけないんです。

味噌、醤油、塩、発酵食品ですね。風呂に入るのも大事なことです。

大橋　粘膜系の免疫をどのようにしてアクティブにしていくかが、私たちの健康を保つ上で非常に大事です。基底膜のところをぶち破ると、私たちは病気になる。

細川 ちょっとお手上げで、手こずりますよね。

大橋 結局、わざわざ注射で入れようというんですからね。

しかも、今回、イギリスのアストラゼネカがつくっているワクチンは、サルのアデノウイルスのベクターに、中国で発表された遺伝子の組み換えたもの、組み換えウイルスを筋肉内に入れようというわけでしょう。米国のファイザーはｍＲＮＡワクチンですが、やはり中国発表の遺伝子を改変したものと、人の遺伝子をつないだ組み換え遺伝子です。

細川 とんでもない。正気の沙汰じゃありませんよ、皆さん。拒否してください。

大橋 あるかないかもわからない感染症の予防と称して、コロナウイルスと人の遺伝子を組み替えたキメラ遺伝子を体内に入れようというのですから、皆さんに危ないということに気づいていただかないといけない。

細川　医療崩壊もいたしません。

皆様方が主役です。皆様方一人一人が、政治家になった気持ち、医者になった気持ちで気づいてもらいたい。

そして発言をしてほしい。おかしいよと。

周りにそれで死んだ人は聞いたことないし、咳をしている人もあまりいない。

普通の毎年のインフルエンザの人が100分の1になっているんです。

それは住みかえというか、恐らく新たなものがいっぱい出てくると、こっちは抑えられるのかもしれませんが、とにかくウイルスと共存していかなければならない。

これが人工の生物化学兵器であることは間違いないとしても、そんなものを怖がることはないんです。

強毒でもどんどん弱くなっていきます。

もうあれから1年ですから、100回ぐらいこの幽霊は別の幽霊に変

大橋　結局、わざわざ注射で入れようというんですからね。

しかも、今回、イギリスのアストラゼネカがつくっているワクチンは、サルのアデノウイルスのベクターに、中国で発表された遺伝子の組み換えたもの、組み換えウイルスを筋肉内に入れようというわけでしょう。米国のファーザーはmRNAワクチンですが、やはり中国発表の遺伝子を改変したものと、人の遺伝子をつないだ組み換え遺伝子です。

細川　とんでもない。正気の沙汰じゃありませんよ、皆さん。拒否してください。

大橋　あるかないかもわからない感染症の予防と称して、コロナウイルスと人の遺伝子を組み替えたキメラ遺伝子を体内に入れようというのですから、皆さんに危ないということに気づいていただかないといけない。

わっているんです。

ですからもういいんです。ご安心ください。

マスクを外せ、テレビを消せ。テレビも原点に戻られたら、また見てください。でも今のところはダメだ。

大橋　ウイルスというのは、強毒になることはめったにない。

特に人から人に伝播するときに強毒になることはないんです。

動物を介しますと強毒になることはあるけれど、人から人に感染している分には、どんどん弱毒化していきます。

細川　そう、これはむしろ広げたほうがいいですね。

大橋　普通に生活していて支障がないのであれば、それでいいわけです。

今は、知らない間に蔓延して大変なことになるという話になっていますが、これは無症状の人が感染源になるという話から来ています。

さっきのドイツのドロスデンという教授が、Aという人からBという人にうつったんだと論文に書いたわけですが、これはただPCRの感度をものすごく上げて……。

細川 細胞のフン転がしと思っています。

カスが出て、それをひっかけているだけですね。

花粉が鼻毛についたら、症状がなくてもその人は花粉症ですか。そんなことは意味ないです。

医師が診断をつけてこそですから、私も含めて開業医の先生方、しっかりしてほしい。

2類ですから、全部拒否しなければいけない。

電話してください。熱がありますか。あると、保健所に連絡しておきましたので、指定病院に行ってください。そこがワーッとなる。

ベッドが10床しかないから、すぐに100%、満床になる。ほかのところは外来もガラガラです。首が絞まっていきます。日本医師会、しっかりしろ。

細川　これが人工の生物化学兵器であることは間違いないとしても、そんなものを怖がることはないんです。

強毒でもどんどん弱くなっていきます。

もうあれから1年ですから、100回ぐらいこの幽霊は別の幽霊に変わっているんです。

ですからもういいんです。ご安心ください。

Chapter 3

今の状況がおかしいと気づかないといけない

大橋　国民の皆さんも、このおかしさに気づくことが一番大事なことで、みんながおかしいと気づけば、すぐおさまる話です。

なぜ皆さんがこんなに信じるんだろうという感じがします。

日本国民は割と健康意識が高いです。

スーパーに行ったら、一応書いてあるラベルを見て、例えば組み換え遺伝子を使っていないとか、製造年月日を見て買うでしょう。

非常にセンシティブです。

細川　この大豆、GMOだわ、この豆腐買うのやめたとかやっているくせに、打ってください、打ってください。ワクチンはいいのかい。

大橋　一般的な方は非常に意識が高い。

ですから、真実を知ろうとすれば、いい方向に行くと思うんですね。
でも今、なぜそうならないかというと、テレビの影響に惑わされている。

細川　専門家が言っている。東大が言っている。

大橋　しかし本当に大事なことは、地域のホームドクターのお医者さんが正しい発信をしてくださったら、いい方向に行くはずなんです。

細川　そうですよ。現場も発言すべきでしょう。

大橋　そこがうまくいってないところがあるかなという気がします。

細川　僕は1年前から、相当言ってきましたよ。

大橋　もしお医者さんのネットワークみたいな横のつながりがきちっとできていれば、横のネットワークで情報発信ができる。
そこが今、ちょっと弱点かなという気がします。
医師会もそうですけど、トップダウンのピラミッド構造で、横のネットワークが断ち切られているような状態ではないんですか。

ですから、地域の住民の皆さんも、今がいい機会かもしれない。ホームドクターの発信力みたいなものがきちんとできれば、よくわからないことは何でも地域のお医者さんに相談して、心配することはないと言っていただいたら、皆さんの不安も解消できて、マスク社会のこんななおかしな状態もなくなる。

細川 一夜にして変わるでしょうね。

大橋 いい方向に行くはずなんです。

細川 市民が主役です。あなたが主役。

大橋 ホームドクターの制度が本当にうまくいくとするならば、今がある意味チャンスなんです。

細川先生のような方もいらっしゃるので、それを横に広げるような活動みたいなものがこれからできれば。

細川 私、嫌われておりまして、医者の友達がほとんどいませんものですから、横に広がらないんです。

大橋　ある意味、今がチャンスなんですよ。ピンチはチャンスなので、これから世の中がどう変わっていくかが大きなポイントだと思います。

私が一番考えるのは、米国がこれからどういうふうになっていくかということなんです。

細川　世界はそれと連動していますね。

大橋　今までは陰謀論で語られていたディープステートという言葉が、結構ポピュラーに語られるようになりましたね。

細川　主人公たちが表に出てきました。

大橋　ディープステートというものをどう捉えるかということですが、歴史をさかのぼって考えていきますと、数百年以上の歴史がある。

ディープステートをまとめる力は何だったんだろうかということを考えると、今まで宗教と考えていたようなものが非常に重要になってくる。

ここが今、大きなポイントではないかなという気がします。

そのシステムをまとめていたところが、今までのようにいかなくなって崩壊していきますと、世の中の流れがガラッと変わる可能性があります。

恐らく今回の大統領選挙も、そこがポイントだったんだと思うんです。わざと負けるふりというテクニックがあるようで、それを今回は実践したのではないかという話がありましたね。

細川 私もそう思います。民主主義はまだ終わっていません。

大橋 成り行きを見ないとわかりませんけど、もしそういうことなら、これはチャンスなんです。

先生もよく言われていますが、例えば西洋医療の問題点とか、今回の新型コロナみたいなものも、ある意味、非常によくない形であらわれたものです。

しかし、このままではいけない。何を改善していくというか、方向をガラッと変えるチャンスであるということからしますと、これからは細

大橋　私が一番考えるのは、米国がこれからどういうふうになっていくかということなんです。

細川　世界はそれと連動していますね。

大橋　今までは陰謀論で語られていたディープステートという言葉が、結構ポピュラーに語られるようになりましたね。

細川　主人公たちが表に出てきました。

川先生のような方に大いに活躍していただいて、日本の医療を変える方向にぜひお願いしたい。

細川 私は9月いっぱいで医者を自主的にやめることになりました。苦節42年、下積みが長かったです。

今年の9月30日をもって、医師になって35年間で終わります。

私がどこの主治医になるかということですが、まずは佐賀市の主治医にならせていただきたいと思っています。

必ず1期4年で見事に約束を果たして、そこからいよいよ先生の期待に沿えるように、中央に上らせていただくようにしたいと思います。

どうぞチャンスを与えてください。

大橋 ご活躍を期待しております。

Part 8

医猟と敵とPCR

Chapter 1

医産複合体・ＰＣＲ検査に意味はあるのか

大橋　これまでの先生のお話の中で「医猟ビジネス」という話が、特に印象に残っています。猟師の「猟」ですね。

細川　私はここ5年間、「医猟」をワーワー言ってきました。

医産複合体、ひどいものです。医療界と産業界が結託して、ＰＣＲ検査を唾液でやりましょう。

封筒に入れて送ってください。洩れたらどうするのか。

とにかくやっていることがでたらめです。おとぎ話です。ひどい。

あのものたちの目的は金儲けと人口の削減なんです。

大橋　私たちは敵をつくらされている。

全てのことがそうですけど、戦争のときは特にそうですよね。敵がい

コラム８

PCR 陽性者が感染者となる仕組み

厚労省への新型コロナウイルス感染症の発生届（別記様式６－１）において、無症状病原体保有者という項目を設けている。

無症状感染者

医師は、診察したものが臨床的症状を呈していないが、遺伝子増幅法などにより、当該者を新型コロナウイルス感染症の無症状感染者と診断した場合には、法12条第１項の規定による届出を直ちに行わなければならない。

遺伝子増幅法の詳細は明記されていないが、国立感染症研究所の PCR 検査マニュアルに準拠した PCR 検査か、厚労省で承認された新型コロナウイルス検査キットによる診断と理解される。症状での判断はできないので、検査法で陽性の結果が出れば、遺伝子増幅法による診断結果陽性と医師が判断し、新型コロナウイルス感染症発生届により、都道府県知事を通じて厚労省に届け出ることになる。

「PCR 陽性は、必ずしも病原体ウイルスの存在を意味しない（米国 CDC、厚労省）」にもかかわらず、PCR 陽性が病原体ウイルス確認をしたことになってしまうという矛盾が生じる。ある意味では、今回の感染症騒動において、もっとも重要な役割をしている無症状感染者を生み出す巧妙な仕掛けということができよう。しかし、この問題が国会などで議論されることはない。

る。

　ふだんから敵国というか、そういう概念をつくられています。

細川　日本はいまだに敵国条項の国ですよ。

大橋　何で敵がいなければいけないのか。

　私たちは別に敵が欲しいわけでも何でもなくて、世界の国が仲よくなればいい話です。

　誰も敵が欲しいとは思ってないんですけど、なぜか知らないけど、敵がいると思わされている。

　病気もそうですよね。敵がいるから戦わなければいけない。だから早期診断、早期治療。敵を見つけるために人間ドックもあるんだというイメージでしょう。

細川　東大先端研の児玉教授が、福島原発のときに、危ない、危ない、危ない。あんなものでは処理できないんだと言って、ものすごくあおったんですよ。

そのときは確かに大事なことだったから、よくやってくれたと思っていたんだけど、今回もまたあおったね。
今回は、見えない幽霊に対して、ウソっぱち・いかさまＰＣＲ検査をあおっている。精密医療と言ってね。

大橋　抗体検査のことで、精密な抗体測定をしなければいけない。これはある意味、正しいんです。
でも、そもそも何の抗体をはかるんですかというところでＰＣＲが出てくるのでしょうけど、抗体検査で何を検査するのか。

細川　ＩｇＡもそうでしたが、本当はＩｇＧが皆さんに集団免疫でもうできている、初期の型のやつが中国から入ってきたときに。今は1年でどんどん何回も変身しているわけじゃないですか。どこのワクチンをやるというんですか。もうあぶはち取らずでしょう。やめようよ。

大橋　本当にＰＣＲが何を見ているかを見た上で、変異種が出てきたとするならば……。

細川　Ct値45です。45回もコピーして、ぼやけちゃいますよね。何を見ているかさっぱりわからない。

欧米は35でやっているというじゃないですか。

台湾も32〜33でやっているという話です。

大橋　35でやっている国もありますね。

普通PCRというのは、40サイクル以上回すといろいろなものがふえてくる。

特に今回使っているリアルタイムPCRは、短い領域をふやすので、40回はもう意味がなくなっていると思いますね。

今、45サイクル回して、40サイクル以下で立ち上がったら陽性というふうに、国立感染研のマニュアルには書かれています。

しかし、これは規則があるわけでもないので、民間検査では、必ずしもこれが守られているかどうかは不明です。

会社のほうで基準をつくられているんだとは思いますが、会社によっ

コラム9

すべての元凶というべき無症状感染者という概念

・ウイルスの存在を証明できなければ、PCR 検査法の正しさを証明することはできない。

・PCR 検査法が正しくなければ、無症状感染者の存在証明はできない。

・無症状感染者の存在証明ができなければ、マスク、ソーシャルディスタンス、自粛の必要性に関する科学的証明は不可能である。

・ウイルスの存在を証明できなければ、ワクチンの必要性に関する科学的証明も不可能である。

・過剰な予算により、歪んだ利権構造が数多く発生し、感染症の終息を難しくする社会構造が存在する。

これらの矛盾を政治が解決できなくては、一体誰のための政治なのか。その元凶は、無症状感染者という概念が当初から間違っていたことを、政治的に明らかにすることではないだろうか。

ては、もっとサイクル数をふやしているところもあるようです。そうしますと、会社の基準によって患者がつくられたり、つくられなかったりします。

例えば、35サイクルと45サイクルの10サイクルの違いは、倍率で言うと2の10乗ですから、感度が1000倍違うことになる。患者数で言いますと、何千倍という数の違いが出てきます。ですから、国によってCt値が違うので、国ごとに比較する必要は何もないです。

死者数についても同じことですね。死者数も国ごとに違うのはなぜかということがよく議論されていますが、そもそも検査のCt値が違えば感度が違う。それから、死者数と言っているのが、因果関係が明らかかどうかが問題です。

細川　バスにひかれた人の死体がPCR検査で陽性になったら、コロナで呼吸の状態が悪かったので、注意不足でバスに気づかずひかれたと、医者に死亡診断書を書いてもらうそうです。

ＰＣＲ陽性だったら、新型コロナ感染症による死になる。最後はひかれて死んでも、陽性だったらコロナによって死んだんだということで、死者数がガーンと100倍になっちゃうんです。

日本でも、モチを喉に詰まらせておばあちゃんが死んでも、咳込んで、日ごろとは違う食べ方をしたからＰＣＲをやろう。陽性だったら、やっぱりそうだったねと、全部死者数にカウントしている可能性がある。

大橋　因果関係があるかどうかということですよね。

相関関係と因果関係を混同している向きがあります。亡くなった方がＰＣＲ陽性というだけであって、そもそもＰＣＲがウイルスを検出しているかどうかもわからない。

病原性ウイルスかどうかもわからない。

細川　もともとから全部でたらめなんです。

大橋　私たちの体の遺伝子というのは、30億塩基対で、60億とかそれぞれ

コラム10

遺伝子ワクチン

遺伝子を直接体内に注射をして、細胞内の蛋白質を作る仕組みを利用して病原体蛋白質を合成し、これに対する免疫応答を誘導する。mRNA にウイルスのスパイク蛋白の遺伝子を導入した mRNA ワクチンが、世界の多くの国で使われ始めたハイドロジェルの中に mRNA を封入し、mRNA を細胞内に送り込む。mRNA からの蛋白質への翻訳の効率をあげるために、人のがん遺伝子などをつないだ組み換え遺伝子としている。また、mRNA が簡単に分解されにくくするために、天然に存在しないヌクレオチドを用いるなどの加工がされている。蛋白質への翻訳を制御することが難しく、スパイク蛋白質を体内で作ることの弊害など未知な部分が数多く残されている。スパイク蛋白と結合する ACE2は、精巣に多く分布する。このために、人工的なスパイク蛋白質の誘導が長期間にわたった場合、生殖系にどのような影響があるのかが未知数である。この状態で、多くの人に接種をすると、大きな問題が発生する可能性が懸念される。

らいの単位です。

細川　わからない人がいると思いますけど、塩基というのは、G、A、T、Cと4種類あって、二重螺旋で、その組み合わせなんです。

大橋　例えば、今問題にしているウイルスの塩基数は3万塩基です。

人間のゲノム、私たちの遺伝を司っている、あるいは私たちの細胞の全てにある遺伝子……。

細川　細胞があって、膜があって、そこに核があって、その核の中にまず染色体があって、その染色体の中のDNAの塩基配列ということですね。

大橋　それが30億、あるいは2倍体ですから60億あり、それぞれの人によって違う部分があるんです。

新型コロナと言っているウイルスの遺伝子が3万ですから、もう既に20万倍もの数の遺伝子を私たちは持っているわけです。

しかもPCRでは、プライマーという非常に短い20塩基ほどの類似性でもって見ております。

これと類似性のものが、人の遺伝子にないかどうかということはわからないんですよ。

今、人の遺伝子の配列を全部決めたというのがあるんですが、一人一人遺伝子は違うものですから、全部わからないです。ある程度の類似性はあるかもしれないが、わからないというのが基本です。

そして、今使っているPCRのプライマーは、国立感染研のPCR開発で……。

細川　国立国際医療研究所センター長の大曲さんという人でしたね。

大橋　その方が使っているPCRのプライマーを使っているんです。

この配列を調べてみますと、人のゲノムの遺伝子、今データベースで解析されている遺伝子と類似性のものが結構出てきます。

細川　46本のうち、常染色体の44、一対ずつございますから、22番まであるわけです。

コラム11

粘膜免疫

　消化器や気道は、シート状の上皮細胞表面の粘膜が、体外と体内の境界領域の生体防御を担っている。上皮細胞下にはマクロファージやリンパ球などの免疫担当細胞が存在する。生体内に存在するリンパ球の大多数が、この粘膜免疫系に属している。血液・リンパ管系のリンパ球とは、もともと異なった系統であり、筋肉内に注射をする方法では粘膜免疫を誘導することは困難である。このように重要な働きをする粘膜免疫であるが、その中心的役割を果たす細胞を無菌的に取り出すことが難しい。そのために、細胞培養ができないなどの理由により、研究は進んでいない。

　今回導入された遺伝子ワクチンにおいて用いられている筋肉内注射という方法は、筋肉内や血液系に分布するリンパ球を活性化することや抗体を作ることはできても、気道感染症の生体防御に必要な粘膜免疫系のリンパ球を活性化することは難しいと考えられる。

そのうちの8番目を、どうもひっかけているという噂がありますす。私はわからないけれど。

大橋　国によってプライマーが違うんです。

何で違うのか、この説明は誰もされてないでしょう。

普通、こういう検査方法を開発するときは、一つの先行する開発チームがありまして、大体それに合わせるんです。

細川　各国バラバラにやっているわけですか。

大橋　特に日本のは、ほかの国のやつとは違いますね。アメリカのとも、中国のとも、台湾のとも違う。何で国ごとに違うんでしょうか。

そもそも国ごとに違えば、検出感度も変わってきます。何をふやしているのかも、国によって違うかもしれない。

細川　感度と特異度という言い方をしますよね。

感度は陰性を陰性とはっきり言える確率、要するに擬陽性、偽陰性の問題です。

特異度は感度の反対ですから、絶対陽性ではないと言える度数なわけです。

感度というのは、ひっかける感度を高くすれば、見落としが少なくなる。

特異度を上げれば、陰性なのに陽性と言ってしまう率が少なくなる。その二つなんですよ。そのことを一切議論しないんです。

大橋　今、感度を上げているのは、見落としがあっては大変だという理屈は一応あるんだと思います。

大義名分があるんだと思いますが、本当に目的としている遺伝子をふやしているか、この確認作業は必ずしなければいけない。

今の問題点を少し言いますと、リアルタイムＰＣＲという、機械で全部陽性が診断できる装置があります。

大体今、民間検査でも、公的機関の検査でも、リアルタイムＰＣＲを

コラム12

PCR 検査は正しいのか

プライマーが結合する部位に遺伝子変異が起こると検出できなくなる。そのために、変異の多い RNA ウイルスの検査に PCR の使用は不適切である。また、PCR は短い領域の遺伝子増幅しかできないために、リアルタイム PCR ではゲノム全体の 1／300 しか検査していない。プライマーと増幅する遺伝子との結合特異性は99％であったとしても、咽頭スワブのような多種多様の微生物やウイルスの遺伝子が混在するサンプルから、RNA ウイルスを検出できるかについては、ほぼ不可能と考えたほうが良いだろう。PCR 検査が正しいことを証明するためには、純化した病原体ウイルスが必要である。病原体ウイルスが単離されていない現状では、PCR 検査の正しさを証明することも不可能である。

使っていると思います。

オリジナルな方法では、リアルタイムでなくてマニュアルというのがあります。

ＰＣＲでふやした後、電気泳動をして、ふやした遺伝子を確認するんです。

そのときには、例えばシークエンスをして、遺伝子の配列を決めるというのがあったんです。

リアルタイムＰＣＲでは、一切確認作業ができない。

プローブという核酸断片で同じかどうか見るんですが、それがどういう形で増幅する遺伝子に取り込まれているのかよくわからないので、事実上、目で見て確認はできないんです。

そうしますと、証拠が何も残らないんです。

どんな遺伝子をふやしたか、後になって確認できない。

なぜここがリアルタイムＰＣＲとオリジナルのＰＣＲで、わざわざ位置をずらしているのかという問題があります。そこもずれているんですね。

リアルタイムＰＣＲは２カ所プライマー設定がありまして、なぜ２カ所あるのか、これもよくわからない。

細川　闇が深いですね。

大橋　結局、何を見ていたかということに関して、さかのぼって検証ができない。

ただ陽性になりましたというだけで、結果だけがひとり歩きして、感染者数といって数字だけが出てきます。

これで感染がすごく広がっているということになっている。それで皆さん、怖がっているという現状があります。

よくよく考えてみますと、ＰＣＲ一つをとっても、非常にテクニックが使われています。普通の人はなぜそうなんだろうかということをもちろん議論もしないし、わからないけれども、何かすごく計画性があって、

コラム13

ワクチン社会は恐怖社会

遺伝子ワクチンは、特別な機能を持った遺伝子を組み合わせて、自由に設計することができる。ワクチンを打つことが強制される社会は、命を支配者に預けるという恐怖社会になってしまう危険性がある。感染症を理由にすれば、支配者が人の命を自由にコントロールすることができることになる。感染症は、自然の摂理にしたがって起こるものであり、支配者の都合によって起こるものではない。これまでの人類の歴史では、感染症に対して、基本的に自然の免疫力で対応してきた。西洋医療に頼らなければ、感染症の克服ができないという発想は改める必要があるだろう。

自然に流行するウイルス性感染症であれば、免疫力を高めて対応することが基本になる。不自然な生活を改めて、自然な生活を取り戻すことによって、免疫力を高めることが、一番の感染症対策であろう。西洋医療に頼りすぎることにより、社会全体が危険におちいり、恐怖社会を招きかねない事態になるという、最もわかりやすい例ではないだろうか。

そういう形になっていて、誰も検証のしようがない。

細川　これは計画的犯行ですね。

大橋　いろいろな意味で、分析することが難しくなってしまっています。

細川　プランされていますね。それこそ精密な謀略です。

Chapter 2
今起こっていることを正確に知り、声を上げていく

大橋　私たちは今、何が起こっているのかを正確に知らないと、物事に対処できないです。

ＰＣＲ検査は何を見ているかということに関して、どこかから取っかかりを得て、これはおかしいと声を上げていく必要がある。

そういう意味で、より多くの科学者なりお医者さんなりが、一緒になって物事を考えていく場が、ぜひとも必要であろうということなんです

ね。

ワクチンの必要性も、ＰＣＲの結果次第なんです。

ＰＣＲの標準的な感染研のマニュアルに従いますと、45サイクル回して、40サイクル以下を陽性としています。

これを5サイクル下げるだけでも、陽性者を9割減らすことができます。

適切なサイクル数は、やはり35サイクルというか、10サイクル下げればよりいいと思います。

そうすると97％減ります。

ワクチンで何とかしなければいけないと言っているレベルは、ＰＣＲを見直せばすぐに達成できるわけです。9割減れば、何の問題もない。

今、緊急事態とか、自粛とか、マスクと言っているのも、全く必要ないというデータが出てくると思います。

今日本は、本当にそんな状態なんですか。

ＰＣＲの見直しで、全ての状況が改善できる。何も経済的なダメージを及ぼすことなく。

細川　それは2類のままでもということですね。

大橋　2類のままの必要が、なくなってくるんです。そもそも今、ＰＣＲでそんなに出なければ、2類に置いておく必要もない。

なぜ2類になったかというと、要するに無症状の人が感染源になるというお話です。

それで殺人ウイルスとか、知らない間に拡散して大変なことになる。この無症状の人が感染源になるというのは、ＰＣＲでＡの人が陽性になって、その人と接触のあったＢの人が陽性だったら、うつったと言っているわけです。

しかし、サイクル数を下げれば、陰性になるんですから、何の問題もないということになります。

細川　ある町で殺人が起こった。犯人を捕まえてみたら、そいつが髭を伸ばしていた。髭を生やしているやつはみんな殺人鬼だと言っているのと同じです。

大橋　一部の特徴だけを捉えてどうこう議論している話なので、全体を捉えなければいけない。

そして重要なのは、本当に病原性ウイルスかということです。本当のレベルでは、遺伝子があるという全体をつかめなきゃいけない。しかしPCRは、切れっ端しか見てない。

遺伝子があっても、それがウイルスのものかどうかわからないし、病原性があるかどうかもわからない。何もわからない状態です。

細川　全部でたらめ、いかさま、八百長です。

これはプランされたものだと私は思います。政治利用するためにやられたものだと思います。

大橋　私たちは真実を知らないといけない。何が今わかっていて、何がわかっていないのか。ここの区別といいますかね。

細川　全部あやふやな状態で、怖がっているだけ。政治家もどうしていいかわからなくて困っている。

大橋　そうなんですよ。今、ＰＣＲ検査は一体何をしているんだろうか。何となく遺伝子を使っているから、正しい検査をしているんだろうというぐらいのイメージで捉えている人が多い。

本当の姿を知れば、問題点が見えてくる。何をやらなければいけないか、解決のためにはどこが大事であるかがわかる。

問題を捉えてないから、何となく経済対策みたいなものになってしまっている。

細川　幽霊を見た、見た、見たと言っていますけど、幽霊の正体見たり枯れ尾花。

日本全国、そうなっているわけです。

大橋　一番大事なのは、もとが何か。根源をたどっていって、そこの部分にミスがあったら、そこを直さないと、全体は直らない。

細川　まず、病原性がどうなっているかということ、それが死因になっているかということ、それが一番大事です。

恐ろしくない、病原性もない。伝搬力はあるんですよ。ちょっと着いたらPCR陽性、そうしたらみんな感染者。爆発的に5000人達成とか。

小池都知事が今日中には1000人に乗せるはずですと記者会見で言った。

プランしているのかという感じでしたね。新聞記者が一瞬、凍ったものね。

大橋　そういう形で今、感染者数がPCRで自由につくれるシステムになっているところが、多分そういう問題の原因になっていると思います。

Part 9

常にものごとの基本に立ち返る！

Chapter 1 大橋先生の思い

細川　今日、大橋先生に久留米に来ていただいて、素人にもわかりやすいように、何とかかみ砕いてわからせてやろうと、こんなに真剣に話してくださった。

学者として学問を振り回している先生ではなくて、実際どうしたら幸せになるんだと。このまま行ったら不幸に一直線ですよ。

だから大橋先生の立場で、自分がこれまで約50年やってきたことを、世の中に問うていらっしゃるわけで、市民が立ち上がらないと、大橋先生に本当に申しわけないですよ。

――大橋先生は、真実がわかっていらっしゃっても、それを言わないという選択もあるじゃないですか。その中で活動の原動力はどういうものなんでしょうか。

大橋　私は、そんなに大げさに活動しようとかではなくて、今回のPCRの問題点というのは非常に基本的なことで、PCRをやって感染症の診断に使ってみようかと思った人なら、恐らく誰でも気づくような内容なんです。

当初はクルーズ船がやってきて、緊急にPCRをすることになった。この話を聞いて、これは危ないなと思ったんです。

それで、どこに問題があるのかを、ユーチューブでしゃべってみようかなというのがきっかけでした。

恐らくそれで、すぐにこの騒動は終わると思ったんです。ところがいつまでたっても終わらないどころか、どんどんPCRをやり出した。

細川　続編が出てきて、イギリスで新型がとうれしそうに言っています。

大橋　何となく世間のほうが大騒ぎになったから、私の話が注目されるようになったのであって、私は別に注目されようと思って始めたのではないんです。

実は私の卒業生に、卒業しても話が聞けるようにくらいな感じで、身内に聞いてもらうためのユーチューブだったんです。それがだんだん拡散していったというだけです。

細川　すごい人気ですね。先生の言葉、表情、人間性がにじみ出ています。

――先生は大学で教鞭をとっていらっしゃったわけですが、最後に、後進の医者に対する一言といいますか、コロナ禍の中でどういうことを伝えたいでしょうか。

大橋　知識の基本になっている考え方みたいなものでしょうかね。

教科書の知識をそのまま受け売りするのではなくて、自分で考えてみる。

教科書はどうしてつくられたのか、逆の立場で考えてみる。

今まで起こったことがないことが起こっているとすれば、教科書には書いてないです。

教科書をつくった人の考え方を逆に想像してみると、この騒動は一体何のために起こっているのかとか、なぜ起こっているかというと、人為的に起こっているんじゃないか。

計画的に起こされているという話がありますよね。

そういうことがあれば、何のためにというのが逆に出てくるんですね。

そこは教科書に書かれるような問題ではないし、今まで考えたことがなければわからない。

しかし、もとをたどっていけば、必ずどこかに行き着くところがある。

私たちは今まで何を考えてきたんだろうかというふうに、逆にたどっていかないといけない。

物事を考える考え方の問題で対処すれば、未知のことが起こっても対処できます。

今まで、例えば教科書は正しいものであるとひたすら信じてきた人もいると思いますが、必ずしもそうではない。

大事なことは、どうしてそういうふうな教科書の記述に至ったのか。これはいろいろな背景があると思うんですけども、そこをもう一回思い返してみて、どういうふうに考えていったらここに行き着くんだろうかと。

今の医療の問題点もそうですけど、ある考え方で今の形ができているとするならば、問題点があるとすれば、その考え方の基本に立ち返っていかないといけない。常に物事の基本に立ち返ることが極めて大事です。

今まで起こったことがないことがあったならば、自分で考えて、答えを探していくしかないんです。それをぜひ実践していただきたい。

ゼロからでもいいからスタートラインに戻ってみて、自分の今までの考え方でどうだろうと考えて、いろいろな考え方に触れて、自分で答えを探していく。これしかないのではないかなと私は思います。

――ありがとうございました。若い医者や教え子さんたちにも、いい指針になったのではないかなと思います。私も感動しました。

細川　微生物学、ウイルス学、寄生虫学、そういう医学の基礎の先生方のことが走馬灯のように浮かびました。

基礎に立ち返らなければいけませんね。

大橋　そのとおりです。

細川　今日はありがとうございました。

あとがき

「卵が先か鶏が先か」ということわざのように、「感染症が先か、ワクチンが先か」と考えさせられる。「感染症が怖いのか、それともワクチンが怖いのか」という表現のほうが正確な表現なのかもしれない。ウイルスに関しては、人工ウイルス説がいくつか出されてきた。

確かに強力な人工ウイルスは、すでに開発されているのかもしれない。しかしながら、実際に人工ウイルスを使って、世界中に感染症の流行を起こさせることは容易でない。重症化した人は隔離されるので、感染症の流行は特定の地域に限定的なものに終わるだろう。また、ウイルスが変異をするとしても、弱毒に変異する確率が高くなる。その結果、人々が免疫力をつけるので、流行は自然に終息する方向に向かうはずである。

これに対してワクチンのほうは、もし接種を世界的規模で推進すれば、世界中の人々に直接的なアプローチが可能になる。しかも、通常は病原体の侵入を固く拒んでいる免疫バリアを、注射針を使って容易に乗り越えることができる。遺伝子ワクチンであれば、自由に特定の機能を持った組み換え遺伝子を設計することができる。強制ワクチン社会をつくってしまえば、支配者にとって思いどおりの社会が実現するという危険性がある。感染症を口実としたワクチン社会を作ることにより、反対者を封じ込める手段として使うことが可能になるだろう。こうして、恐怖社会が実現してしまうことが懸念される。

ワクチンや遺伝子工学は、人間の幸福のために使われるはずであった。しかし、地球レベルの支配者が、このような便利なツールを見逃すはずはない。マスコミや政治家を味方につければ、完全な支配が可能になる。人間の幸福というのは、一体何なのか。私たちは、いまこそ、このことを考え直す必要があるのではないだろうか。そして、自然の営みの中で生きることと、便利な道具を創りすぎた社会の行く末も、問い直す必要があろう。

大橋　眞

大橋 眞　おおはし まこと
医学博士、京都大学薬学部卒業。東京大学医科学研究所、宮崎医科大学（現宮崎大学）、米国ウイスター解剖生物学研究所を経て、徳島大学教授。現在は徳島大学名誉教授、モンゴル国立医科大学客員教授。専門は感染症・免疫学。マラリア・住血吸虫症などの感染症をモデルとした免疫病理学や診断法開発、自己免疫疾患に対するワクチン研究を専門としながら、市民参加の対話型大学教養教育モデルを研究してきた。開発途上国における医療の課題解決にも取り組んでいる。

細川博司　ほそかわ ひろし
一番街総合診療所院長（久留米市）
「切る」「焼く」「盛る」の三大標準癌治療にいち早く疑問を唱え、治し防ぐ癌治療を目指す。癌細胞は摂氏41度で死滅し始め、摂氏42.5度以上では細胞生命を維持できないことに着目し、温熱療法とは違う周波数で、短時間、ピンポイントで癌細胞を撲滅するSHT（スーペリオール・ハイパーサーミア・セラピー）を導入する。
一番街総合診療所では、癌細胞にSH波を照射することによって、免疫賦活効果・活性酸素除去効果・異常血管増殖阻止効果により癌細胞を壊死させます。
日本内科学会・日本臨床内科医会・日本臨床薬理学会・日本抗加齢医学会等に所属。主な専門分野は内科・循環器内科・抗加齢医学。1960年1月17日生まれ。

PCRとコロナと刷り込み
人の頭を支配するしくみ

第一刷　2021年5月31日
第二刷　2021年6月1日

著者　大橋　眞
細川博司

発行人　石井健資
発行所　株式会社ヒカルランド
〒162-0821　東京都新宿区津久戸町3-11　TH1ビル6F
電話　03-6265-0852　ファックス　03-6265-0853
http://www.hikaruland.co.jp　info@hikaruland.co.jp
振替　00180-8-496587
本文・カバー・製本　中央精版印刷株式会社
DTP　株式会社キャップス
編集担当　TakeCO

ISBN978-4-86471-995-7

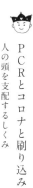

この一冊の本が未来を創る「一本の葦」であるよう、
重たい扉を開く鍵となるよう、
多くの「一本の葦」に届くよう、
本書は万感の想いを込めて発刊されるものである。

本書の売り上げの一部は『新型コロナウイルスを考える会』の活動資金の一部として活用されます。

新型コロナウイルスを考える会・事務局長
（日野市議会議員）
池田利恵

私達は新型コロナウイルスを考えることで、２千名を超える会員の皆様と共に生活をもとに戻すべく活動しております。
活動費のご寄付にご協力戴けましたら幸いです。

【寄付先】
ゆうちょ銀行　記号11300 番号12818881 シンガタコロナウイルスヲカンガエルカイ
他金融機関からのお振込みの場合
ゆうちょ銀行 （店番）一三八支店（イチサンハチ店）
（口座番号）1281888

「人間は考える葦である」。17世紀フランスの科学者であり哲学者であるパスカルが『パンセ』に記した言葉である。悠久の歴史の中の一部を共有し、今を生きる私達一人一人は、実にちっぽけな存在であるが、思考は大自然を包み込む宇宙をも捉えることが出来る力を有している。しかし、それは一本の葦でしかない。

一般的にマスクは風邪気味などの症状を自覚し、自らの判断で着用するものであったが、現在においては、報道機関の発達した国のほとんどの人間が着用する必需品と化しているのではないか。新型コロナウイルスの報道に政治も連動し、行動統制が始まり夏が過ぎ冬に向かおうとする今も、出口は一向に見つからない。その事態を世界中に広げているのがPCR検査陽性者の存在だ。
この状況をいったいどう考えるべきなのか。

考える葦の目的、思考の先にあるものは「未来」に他ならない。
この一冊の本が人類を救う「一本の葦」であるよう、

本書の著者大橋眞名誉教授が

PCRの不条理を一冊の絵本にして

わかりやすくまとめたもの

奇妙な世の中の流れに

一刻も早く終止符を打ちたい

そんな願いが溢れた力作です

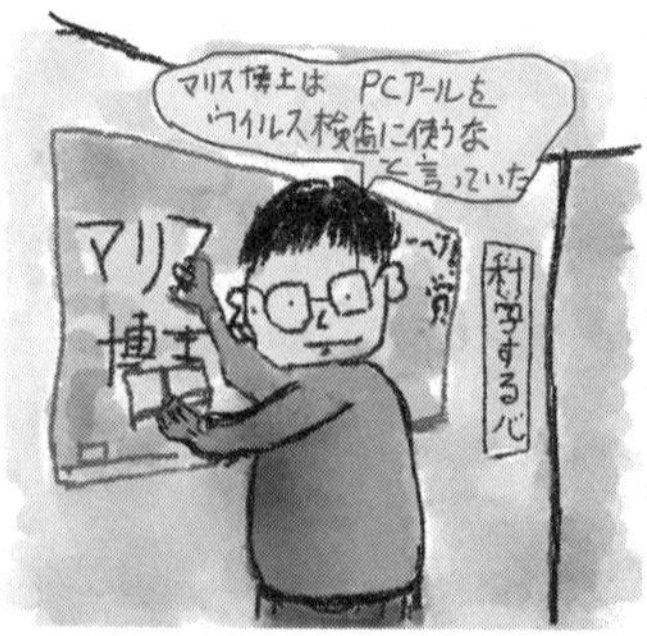
マリス博士は PCアールを
ウイルス検査に使うなと言っていた
マリス博士
科学する心

それは、良いことに気が付いたね

でも、ころりんウイルスがいると信じているひとがとても多いんだ

マスクは、ころりんウイルスがうつるのを防いでくれるって言われている

でも、ころりんウイルスはとっても小さいから、マスクなんてあんまり意味ないって、親戚のおじさんが言っていたよ

せんせい　ころりんウイルスって、どうやって発見されたんですか

それは、アメリカのマリス博士が発目したPCアールという装置をつかって発見されたんだよ

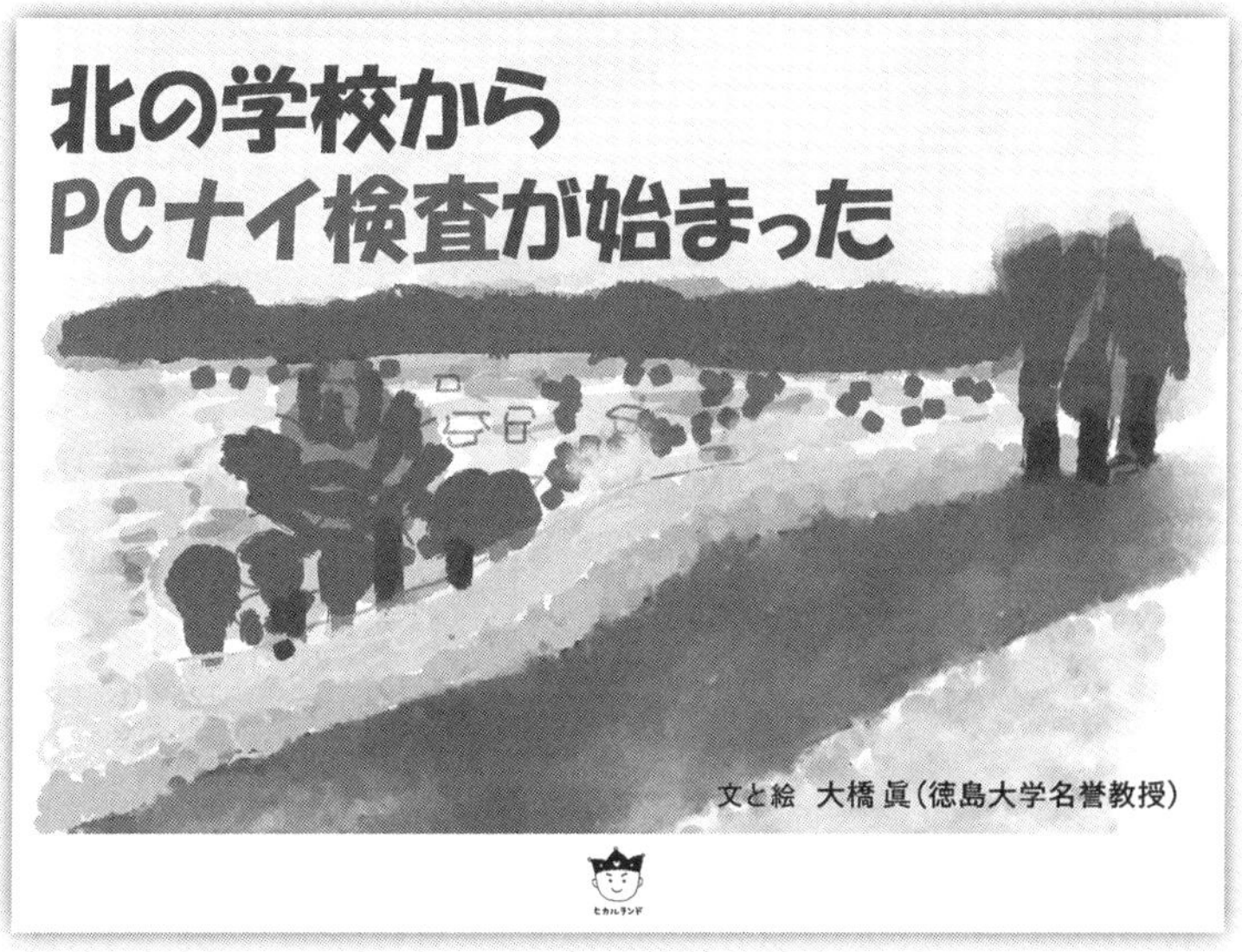

北の学校から

PC ナイ検査が始まった

絵と文：大橋 眞（徳島大学名誉教授）

変形サイズ　本体 2,000円＋税

●お知らせ

こちらの絵本および本書『PCR は、RNA ウイルスの検査に使ってはならない』を10冊以上購入予定のお客様は割引販売の窓口、ヒカルランド／info@hikaruland.co.jp までご相談ください。

ヒカルランド　好評既刊！

地上の星☆ヒカルランド　銀河より届く愛と叡智の宅配便

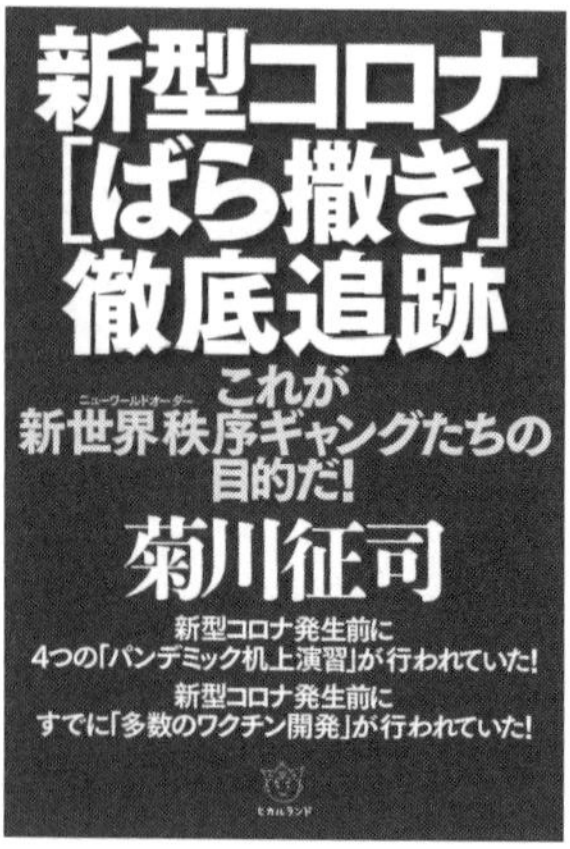

新型コロナ［ばら撒き］徹底追跡
著者：菊川征司
四六ソフト　本体1,800円+税

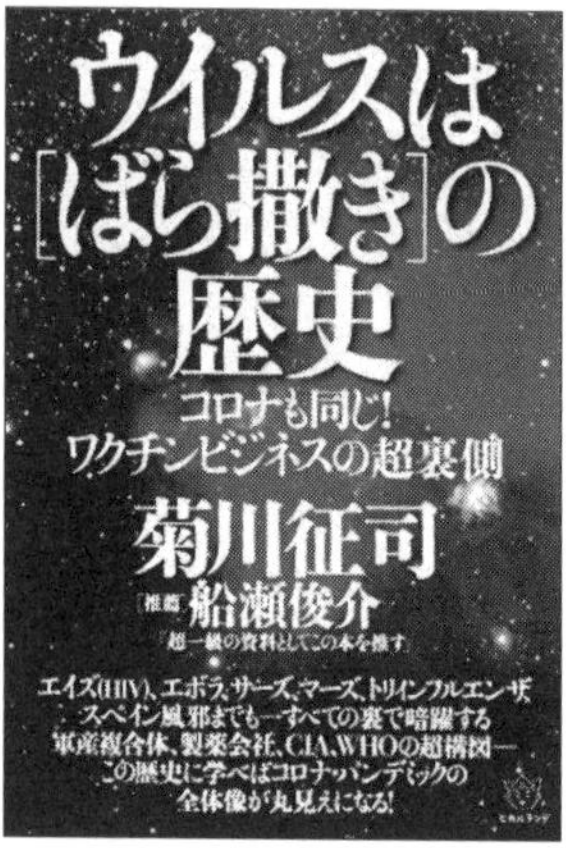

ウイルスは［ばら撒き］の歴史
著者：菊川征司
推薦：船瀬俊介
四六ソフト　本体2,000円+税

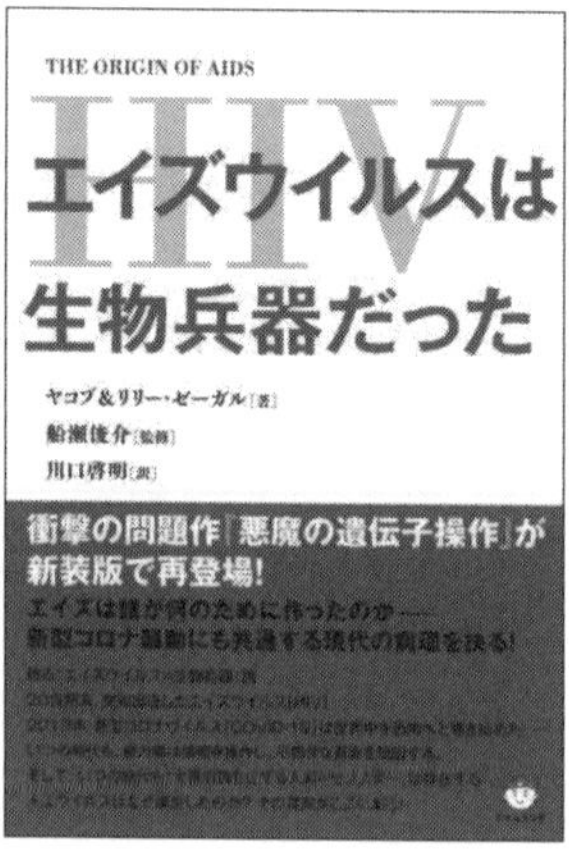

エイズウイルス（HIV）は生物兵器だった
著者：ヤコブ&リリー・ゼーガル
監修：船瀬俊介
訳者：川口啓明
四六ソフト　本体 2,000円+税

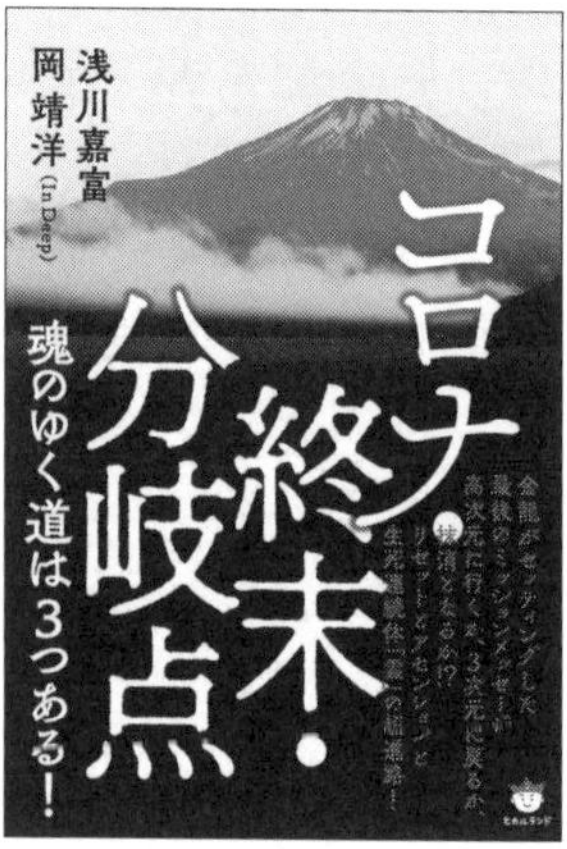

コロナ・終末・分岐点
魂のゆく道は３つある！
著者：浅川嘉富／岡 靖洋（In Deep）
四六ソフト　本体2,000円+税

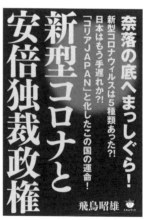

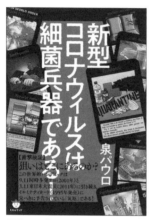

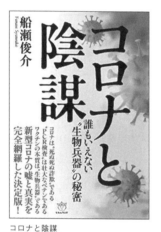